救急方

上·下

「구급방언해(救急方諺解) 上·下」

목 차

일러두기

1. 구급방언해 상 · 하는 조선 세조 2년(1456)에 간행된 긴급조치법 의서이다.
2. 이 책은 임진왜란 때 일본군이 가져다가 돌려보고 지금은 나고야죠(名古屋城) 안에 있는 호사분꼬(蓬左文庫)에 소장되어 있는 귀중본이다.
3. 우리나라에는 낙질본이 더러 있기는 하나 임진왜란 때 거의 없어진 책이다.
4. 구급방언해는 의서이지만 언해된 국문자는 15세기 국어로 번역되어 어학적으로도 보배로운 문헌이다.
5. 이 책은 1970년 한글학회에서 영인한바 있으나 독자의 요청과 이 필름을 기증받은 도서출판 명문당이 귀중문헌 영인시리즈 제4권으로 다시 영인 출간한다.
6. 이 영인시리즈로 출간하는 책은 우리의 문화유산이지만 우리 땅에는 없고, 일본이 가져다가 소장하여 전하는 희귀 귀중문헌이기에 영인 광포한다.
7. 이 「구급방」 상 · 하 해제는 가로짜기이지만 원본 복사는 세로판이므로 오른편에서 왼쪽으로 읽어야 하는 불편이 있다.(상단의 쪽수 표시에 유의)

구급방언해(救急方諺解) (上 · 下) 해설

(1)

세종대왕께서

“어린 백성이… 쉽게 익혀 날마다 쓰는데 편한케 하려는 것”이란 위대한 교훈은 훈민정음 반포 직후 긴급을 요하는 문헌부터 번역하기 시작했으니 세종 29년(1447)에 세종대왕께서는 당시의 소헌왕후(昭憲王后)의 명복을 빌기 위한 「월인석보」와 「월인천강지곡」을 수양대군(뒤의 세조)에게 편찬케 하였으니 그 불서가 우선 순위였고, 이어서 농서(農書)와 의서(醫書)가 백성의 생업을 위하고, 생명을 구하는 절대적 긴급사가 아닐 수 없었다.

「구급방(救急方)」은 세종대왕 때 백성의 응급조치를 도모하려고 여러 의관에게 명하여 지은 의서인데, 세조(世祖) 초기에 궁중에 간경도감(刊經都監)을 두고는 불서를 간행했고, 이어서 농서언해와 의서언해를 서둘렀으니 이 「구급방언해」도 세조 2년(1456)에 언해 간행된 구급처치 의서이다.

(2)

옛 전적을 섭렵하다보면 놀라운 일이 한두 가지가 아니지만, 특히 의아스러운 것은 옛날 학자들은 무불통달(無不通達)했다는 점이다.

어떤 문학가는 정치가이면서 의학자였고, 어떤 경제학자는 문학가이면서 의학자요 지리학자였고, 어떤 언어학자는 사학가이면서 의학자이었으니, 그들은 각 분야에 걸쳐 너무도 해박했다.

경제학자요 정치학자인 정약용(丁若鏞)은 문학가이기도 하면서 두창(큰마마)에는 임상이나 이론에 있어서 당대의 대가요 의사였다. 그의 「마과회통(麻科會通)」 6권과 「의령(醫令)」 1권은 유명한 저술이다.

문학가인 박지원(朴趾源)은 농학에서도 대가요, 수의학(獸醫學)에도 일가견을 가졌었다. 그의 「과농소초(課農小抄)」와 함께 그 중에 있는 '양우(養牛)' 와 '치병제약(治病諸藥)' 은 농민들의 보감이 된다.

최석정(崔錫鼎)은 영의정에 오른 정치가이면서, 한때 내의원제조(內醫院醫提調)를 겸임하고, 임금의 시약(侍藥)을 담당했었고 「경세훈민정음」도 저술했으며,

지석영(池錫永)은 언어학, 정치학을 겸하면서 '우두종법(牛痘種法)' 의 창시자이었다.

그러면, 이들이 그처럼 여러 분야에 통달했다는 이유가 무엇인가를 생각해 보면, 처음엔 의아했지만 차츰 그럴 수 있었다는 긍정이 가게 된다.

학자가 일가를 이루려면 '사서오경(四書五經)' 뿐만 아니라, 고금의 저술들을 모두 섭렵해야 했고, 섭렵하는 과정에서 인류가 남겨놓은 명저(名著) 명전(名傳)을 읽게 되며, 그 속에서 각 분야의 지식

이 깊어졌고, 그 지식을 살려 당면한 현실 생활, 이를테면 농사라든지 질병 등 삶을 영위할 실제 문제에 적용시켰으니, 지금의 한학자는 대부분 한방의(漢方醫)요, 한방의는 한학에 능통한 사람이 많은 것으로도 이를 짐작할 수 있을 것이다.

필자가 국문학을 전공하면서, 이제 의학서인 「구급방언해(救急方諺解)」를 고찰하게 된 것은 이 의서가 비단 의학에만 국한되지 않고, 당시의 학문이나 풍속, 언어 등의 반영으로서의 문헌으로 간주되는 까닭이요, 또 하나는 이 문헌이 해외에 한 질 있고, 국내에는 완질이 없는 관계로 인멸 직전에 있는 문화재를 계승해서, 널리 펴려는 시대적 책임을 느꼈기 때문이다.

이 문헌 속에서 특히 15세기의 ① 풍속, ② 언어, ③ 문자, ④ 표기법 등 귀중한 자료가 많이 들어 있어서 이 「구급방언해」의 영인(影印) 고찰은 문헌 문화재로 널리 펴 두자는 뜻만이 아니고, 언어학이나 민속학적 자료를 제공하려는 의도에서 감히 분야를 넘어 집필하는 것이다. 각기 그 분야 석학들의 참고가 된다면은 다행으로 생각하겠다.

(3)

1. 봉좌문고(蓬左文庫)본 구급방언해(救急方諺解) 상 · 하

「구급방언해」 2권 2책은 의서(醫書)요, 의서 중에서도 응급조치를 해야 할 위급 환자를 위한 구급 치료법 책이다.

그 완질(完帙)은 일본 나고야(名古屋) 호사분꼬(蓬左文庫)※에 간수

되어 있고, 국내에는 낙질(落帙)로서 상권 한 책이 18쪽이나 낙장(落帳)된 것이 서울대학교 도서관 「가람문고」에 있을 따름이다.

※ 호사분꼬(蓬左文庫)는 임진왜란(1592~1598) 때 일본 군사들이 마구 탈취해 간 보물과 귀중문서가 낙동강이 넘치도록 많았다고 했는데, 필자가 1962년 전후하여 가서 수소문하여 보니 도꾸가와 이에야쓰(德川家康)의 손에 들어간 책은 ‘오유즈리 혼’(御讓り本)이라 하여 그의 세 아들에게 물려주었는데, 첫째 집이 도오꾜(東京)에 있는 손께이가주분꼬(尊經閣文庫)에 소장되어 있고, 둘째 집이 나고야죠(名古屋城)안에 있는 호오사분꼬(蓬左文庫)에, 셋째 집이 가나자와분꼬(金澤文庫)에 소장 되었다고 하여, 세 군데를 찾아가 뒤져본 즉 필자가 마이크로필름에 담아올 만한 귀중 도서는 손께이가꾸(尊經閣)문고에서 「훈몽자회」(임진 전 판본)와 호오사(蓬左)문고에서 「악학궤범」, 「내훈」 및 이 「구급방언해」를 촬영하여다가 연전에 연세대학교 인문과학연구소와 한글학회에서 영인 광포된 바 있었고, 필자는 이 필름을 도서출판 ‘명문당(明文堂)’에 기증하였다가 이번 영인본 시리즈 제4호로 다시 해설하여 영인 출간하는 바이다.

을해자(乙亥字)를 섞어서 쓴 목판본(木版本) 「구급방언해」는 상권이 92쪽(목차 3쪽, 본문 89쪽), 하권이 97쪽이요, 한서(漢書) 대판으로 세로 30cm, 가로 19cm이며, 다섯 끈매기(五結絲綴)로 제본되어 있다. 판광(版匡)은 사주단변(四周單邊)이고, 판심(版心)은 상하에 흑구어미(黑口魚尾)가 잘록 허리로 마주보고, 각 쪽은 괘선(卦線)

긋고 8행이요, 각 행에 17자각(국문은 한 줄에 16자씩 두 줄)으로 되어 있다.

임진왜란 때 가져간 이 「봉좌문고」본 「구급방언해」 두 책에는 그 책명이 「救急方 上」과 「救急方 下」로 검푸른 표지에 백지로 써 붙였고, 상권 표지 안쪽에는 「總持寺 什物」이라는 나무도장(短形本印)이 찍혀 있고, 상하권 뒷표지 안쪽에는 「當山拾八世 眞空和尙 寄進」 「將翁書軒」이라 붓글씨 쓴 것이 있는데 아마 일본에 간 뒤의 전래 경위를 말하는 것 같다.

참고로 서울대학교 도서관 「가람문고」본 「구급방」 낙질 1책을 살펴보면, 「봉좌문고」본과 동일 판으로 상권 한 책, 목차 3쪽과 1쪽에서 4쪽까지와 뒤의 79쪽에서 끝쪽인 89쪽까지 모두 18쪽이 낙장 되었고, 제5쪽은 붓으로 써 넣었다.

그래서 원 판본은 제6쪽에서 제78쪽 밖에 없고, 표지 뒤에는 「梅華屋珍玩」이라는 도장이 찍혀 있다. 그리고는 아무 기록도 없으니, 자세한 일을 알 수 없다.[1]

2. 구급방언해의 편찬과 간행

「구급방」을 처음 언제 누가 편찬하고 간행했는가의 기록은 볼 수 없었다. 다만, 세조 12년 6월에

"팔도에 구급방 각 2건을 내려 나누어 주었다"[2]

---

1) 서울대학교 중앙도서관 장서 「가람貴, 615-135-G 939-Ⅵ」 참고.
2) 세종실록 39권 12年 丙戌 6月 壬子條 「賜 八道 救急方 各 2件」

는 기록으로 조선 세조 12년 6월에 이미 구급방이 편찬되고, 또 간행되었다는 사실은 알 수 있다.

「고사촬요(故事撮要)」에는 「구급방」이 세조명찬(世祖命撰)이며, 청주판(清州版), 평양판(平壤版)이 있다고 했다. 이런 것을 합쳐 보면, 「구급방」이 세조의 명에 따라서 세조 2년(1456) 무렵에 편찬 발간되었음은 틀림없다.

왜냐하면, 세조는 의학이나 의학서에 대하여는 굉장한 관심과 조예가 깊었던 임금으로, 조선조 의학은 세조, 성종 연간에 그 제도가 개선되고, 의서를 신속 편찬 발간할 뿐만 아니라, 지방 각도에도 널리 보급시키라고 명했다.

몇 가지 사례를 들어보면,

① 세조 2년 9월에 전의감(典醫監), 혜민국(惠民局), 세생원(濟生院) 등 삼의사(三醫司)로 하여금 구급약을 제조하여 판매시키는 영을 내렸고,[3]

② 세조 5년 11월에는 상참(常參)에 문관은 경서(經書)를, 무관은 병서(兵書)와 진법(陣法)을, 의원은 의서(醫書)를 강의시켰으며,[4]

③ 세조 9년 12월에는 임금 자신이 '의약론(醫藥論)' 을 만들어 발표하였고,[5]

④ 동 9년 3월에는 궁중에 내장한 의서를 수집, 교정하되 널리 민간에 퍼진 책이라도 진상케 하며, 책을 대교하여 본 뒤에는 문

---

3) 세조실록 2年 9月條
4) 세조실록 5年 11月條
5) 세조실록 31권 9年 5月 27日條

헌 제공자에 대하여 상을 주었고,[6]

⑤ 동 12년 1월에는 관제를 고치되, 의학에 교수와 훈도를 두고, 예조의 소속기관으로 '의학(醫學)'을 두었으니,[7]

세조가 의학에 각별한 관심을 가지고 제도를 강화하고 저술을 촉진시켰다는 사실을 알 수 있다.

이와 같은 세조의 의학에 대한 노력은 성종 때에 와서는 「구급방」을 「구급간이방(救急簡易方)」이라는 이름으로 일층 증보하여 널리 폈다.

성종 때의 「구급간이방」 9권을 간행한 사실만 추려 보더라도,

① 성종 20년 5월에 윤호(尹壕) 등이 「구급간이방」을 새로 만들어 올렸더니 성종은 많이 발간하여 각도에 널리 펴라고 했고,[8]

② 성종 20년 9월에는 각 의원과 관서에 「구급간이방」을 배부해 주고,[9]

③ 성종 20년 9월에는 각도 관찰사에게 「구급간이방」을 내리고 더 개간인출(開刊印出)하라고 명하였다.[10]

이렇듯이 세조, 성종 연간의 의서 간행 사업이 활발한 중에 세조

---

6) 세조실록 31권 9年 3月條

7) 세조실록 31권 12年 1月條

8) 성종실록 20年 5月(丁亥). 「內醫院提調領敦寧尹壕等進新撰救急簡易方九卷 傳日 宜多印遍頒中外諸邑且令閭閻小民皆得印出 壕等啓日 諸邑難以遍頒 請令諸道監司開刊于本道界首官印行 傳日可」

9) 성종실록 20年 己酉 9月(丙子). 「內醫院進新撰救急簡易方 賜提調 尹壕 任元濬 許琮各馬裝一部 鑢口一蓑衣一 朴安性 權健 醫員黨上 宋欽 車得驂各馬裝一部 蓑衣一郎廳 尹師夏以下 鹿皮一張」

10) 성종실록 20年 己酉 9월(辛巳), 「下書諸道觀察使日 今送救急簡易方 及時開刊 印出廣布」

때에는 그 이름을 「구급방」이라 하고, 성종 때에는 「구급간이방」이라고 했으니, 비록 내용은 틀리지만 구급서로서의 이 책은 처음 「구급방」 2권이 더 증보되어 「구급간이방」 9권으로 된 것으로 보인다.

이와 같은 문제는 이 「봉좌문고」본이 어느 때 편찬되고 간행되었는가를 고증하는 데 중요한 방증이 된다.

이 「봉좌문고」본 「구급방언해」는 이상의 기록을 보거나, 활자가 을해자(乙亥字)로 섞어 썼다거나 국문 표기법을 보아서 세조 때의 간행이 확실하다.

더구나 조선 초기의 '의학교육'과 '시험제도' 상황을 보면, 당시 남녀에게 의학교육을 과하고, 과거로서 의원을 뽑았는데, 의원교육에 쓰이던 의서를 보면, 「직지방(直指方)」, 「부인대전(婦人大全)」, 「구급방(救急方)」 등 10종[11]이 쓰였다.

의과시험에 통과한 의원 중에는 여의(女醫)인 의녀(醫女)가 상당수 있는데 태종 6년의 상황만 보더라도 동녀(童女) 수십 인이라고 했고,[12]

세종 때에는 내의녀(內醫女) 2명,

간호의녀 20명,

초학의녀(初學醫女) 무정수(無定數)라 했으니,[13]

「구급방」이 의서일 뿐 아니라, 의녀들이 읽어야 할 교과서이며, 그래서 국문으로 언해해서 발행하지 않으면 안 되었을 것이다.

이 문제는 이 책에 기록된 국문(언해)이 15세기의 표기이냐 아니냐를 가름해 주는 것이 된다.

---

11) 三木 榮著 「朝鮮醫學教育史」 朝鮮學報 No.14.
12) 태종실록 6年 3月 「檢校 漢城尹知濟生院事 許衜 建議」
13) 「經國大典」

(4)

1. 내용

이 「구급방언해」는 한문으로 한 대목을 쓰고는, 이어서 순 국문으로 언해했다. 이런 양식은 다른 언해본에서도 보는 바이나, 특히 성종 때에 편찬 간행된 「내훈(內訓)」의 양식과는 더욱 흡사하다. 상권은 주로 내과(內科)에 속하는 것인데 중풍(中風), 중서(中暑), 중한(中寒), 중기(中氣) 등 졸도와 뇌일혈, 빈혈, 간질 등 위급과 토사곽란, 토혈하혈, 탈양음축(脫陽陰縮), 대소변 불통, 익수(溺水), 목매죽음 등 19항목에 걸친 위급 환자 고치기가 수록되고, 하권은 주로 외과(外科)에 속하는 척상(刺傷), 교상(咬傷), 화상(火傷), 독충상(毒虫傷) 및 해산부(解産婦)의 응급 치료법이 17항목에 걸쳐서 수록되어 있다.

여기에 수록된 질병 또는 부상을 응급 치료하는 방법은 전문 의사만이 알아둘 일이 아니라 가정 상식이요, 남녀노소 누구나 명심해 두었다가 언제 어디서 일어날지 모르는 생명의 위험에 대비해 두어야 할 문제들이었다.

여기에 쓰이는 치료법으로서는

① 당시의 가정 상비약.

② 가정(주로 농가)에서 손쉽게 구할 수 있는 물자(식물, 동물, 광물, 배설물, 가정용품 등)

③ 누구나 할 수 있는 동작.

④ 가정에서 손쉽게 할 수 있는 미신적 행위.

등인데, 별안간에 당한 병을 빠른 시간 내에 응급치료하자면, 그럴 수밖에 없으니 묘하게도 고안된 응급 치료법이다.

설사 미신적인 행위(방수를 쓴다든지 굿을 벌리는 일 등)라 하더라도 가만히 따지고 보면, 과학적 이치를 고려한 결과의 행위이었다.

구급방의 편찬에 참고로 인용한 외서는 34종이나 되는데, 대개가 당(唐), 송(宋), 원(元), 명초(明初)의 외서 28종에다가 전래의 국내 의서인 「향약구급방(鄕藥救急方)」, 「삼화자방(三和子方)」, 「향약집성방(鄕藥集成方)」, 「의학유취(醫學類聚)」, 「본조경험방(本朝經驗方)」, 「산서(産書)」 등에서 묘방을 추리고, 다시 당대의 처방을 덧붙였다.

그 언해(諺解)함에 있어서는 선조 때의 명의(名醫)이던 허준(許浚)[14]이 번역했다는 설[15]도 있지만, 국어의 표기법으로 보아 중종 이전의 것이 확실하다.

이 문제는 다음 항목에서 설명하겠거니와 이제 그 속에 적힌 질병과 치료법을 한 두 예 들어 보겠다.

중풍(中風)으로 졸도한 사람 고치는 법으로 「직지방(直指方)」을 인용하여 말하되,

"문득 중풍 한 이 고치는 법은 도렸고(圓), 흰 천남성(天南星)을 젖은 종이에 싸서 구운 것과 남목향(南木香)과를 창출(蒼朮)과 흰 양의

14) 許浚 宣祖朝名醫, 典醫로 있으면서, 「東醫寶鑑」 등 여러 가지의 의학 저술이 있음.
15) 三木 榮著 「朝鮮醫學史 及 疾病史」 p.151(1963, 日本 大阪 刊)

눈 같은 반하(半夏)물 일백 번 솥 끓인 물에 잠깐 담은 것, 각 한 돈 반과 매운 세신(細辛)과를 감초와 석창포(石昌蒲)를 잘게 썬 것을 각 한 돈을 썰어 갈아서, 나누어 두 복(二服)으로 만들어 물 한 잔 반과 생강을 쪄서 반을 취하여 더울 때 소합원(蘇合圓) 세 환을 풀어 붓되 담 성한 이는 전갈(全蝎) 두 낱을 부어 더하라….”[16]

고 하였는데, 중풍에 쓰이는 가정 상비약도 꽤 많았음을 알겠다. 이것은 약으로 치료하는 경우이고, 또 다른 일례를 들면, 가슴이 답답하고 졸도하여 안색이 파래지고 사지가 비틀어질 때,

“또 병인으로 잎(戶)에 앉히고 하다가 남자가 병 하거든 여자가 물 한 잔을 주어 먹이고 하다가, 여자가 병 하거든 남자가 물 한잔을 주어 먹이라. 갓 길은 물이 좋으니라.”[17]

고 하여 손쉬운 물과 동작으로 고치는 법을 말하고 있다. 또 한 가지 어육(魚肉)에 중독되어 위급했을 때 고치는 법으로는,

“보개고기(河豚肉)의 독을 먹고 즉시 곤란하여 위급하고 졸도하였는데 약이 곁에 없거든 시급히 맑은 기름을 많이 먹고 독한 것을 모두 토해 버리게 하면 좋으니라.”[18]

고 하였다.

이 밖에도 뜸 뜨고 침 주는 방법 등을 이용하여 응급치료법을 가르치고 있다.

---

16) 救急方 上 卒中風 第一 (상권 제1쪽 언해 부분)
17) 救急方 上 卒心痛 第八 (상권 제28쪽 언해 부분)
18) 救急方 下 魚肉毒 第三十 (하권 제60쪽 언해 부분)

2. 국어학적 자료서

국어, 국문자가 한문자에 눌려 멸시와 탄압을 받으며 조선 500년간 고난을 당하면서도 그 명맥을 이어 오고 있었던 것은 문학작품들과 함께 평민 계급이나 아녀자들을 상대로 하는 문헌들이 있었기 때문이다.

농민들에게 읽혀야 할 농서(農書), 의서(醫書), 군인들에게 읽힐 병서(兵書), 여자들에게 읽힐 여훈서(女訓書), 어린이들에게 읽혀야 할 동몽서(童蒙書), 평민층에게 종교를 전도하기 위한 종교서, 그리고 하급 관리들에게 읽혀야 할 이문(吏文) 등이 국문자나 국한문자 또는 한문 현토로 또는 이 두 글을 써서 보급했기 때문에, 그래도 명맥을 잇고, 나아가서는 편리한 국문자로 변모 발전했던 것이다.

위대한 저술이나 작품은 국민 문화 즉 사상이나 언어를 높은 궤도에 올려 놓는 역할을 한다는 것은 췌언을 요하지 않는다.

세익스피어의 명작들이 영국 정신문화를 높일 뿐만 아니라 영어를 승화시키고 발전(양적, 질적으로)시켰다거나, 괴테가 그의 명작을 통해서 독일의 민족정신과 예술을 발전시켰을 뿐만 아니라 독일어를 승화 발전시킨 예들은 더 말할 나위 없으리라.

작으나 크나 우리나라의 문학작품들과 고대의 문헌들은 우리 한글로 표기하여 민중에게 읽혀서 한글을 더욱 보급시키고, 편리한 방향으로 발전시켰던 것이다.

이러한 국어, 국문자의 보급 발전에 기여한 문헌들은 후일에 상세히 논하려 하거니와, 여기서는 「구급방언해」가 국어와 국문자를 만만하지 않게 계승 · 보급 · 발전시켰고, 또 이 책에 적힌 언어와 표기들이 15세기어 연구에 커다란 자료가 됨을 필자는 국어학에 문외한

이면서 다만 이 문헌을 정독해 본 결과로써 자료로 제시하려는 것이다.

국어학사(國語學史) 연구가들은 「훈민정음」의 변천 과정을 혹은 4단계로 나누고[19] 혹은 5단계로 나누는 수도 있지만,[20] 그러나 어느 방법을 쓰던 간에 제1기는 「훈민정음」이 창제되던 때(1446)로부터 「훈몽자회」가 나온 때(1527)까지를(정음시대) 한 단계로 잡는 데는 이견이 일치되고 있다.[21] 그 이유는 「훈몽자회」가 나온 뒤로부터는 국문자의 체제나 표기법이 달라져서 일대 획기를 이루고 있는 까닭이었다.

특히 중종 22년(1527)에 찬술한 「훈몽자회」 이후의 문헌에는 「훈민정음」 시대에 쓰이던 초성에 'ㆆ' 과 '△' 자와 중성에 'ㅭ' 과 무성음 'ㅱ' 자와 'ㅇ' 자(한자음에 쓰였음) 등이 잘 쓰이지 않았다는 사실로서 어학사에서는 여기에 큰 금을 긋는 모양이다.

그런데, 이 「구급방언해」에는 이상의 'ㆆ', '△' 이 초성에 쓰이고, 'ㅭ', 'ㅇ', 'ㅱ' 이 종성에 규칙적으로 쓰이고 있으니 예하면,

(가) 초성에 'ㆆ' 이 쓰인 예로

ᅙᅵᆫ(因)ᄒᆞ야 … 상권 제30쪽

ᅙᅵᆯᄇᆡᆨ번(一百番) … 상권 제9쪽

쵹 ᅙᅴ(觸衣) … 상권 제38쪽

듕ᅙᅡᆨ(中惡) … 상권 제45쪽

ᅙᅩᆼ맹(烏梅) … 상권 제10쪽

---

19) 방종현의 「訓民正音 略史」

20) 최현배의 「한글운동의 유래」

21) 홍기문의 「正音 發達史」

(나) 초성에 'ㅿ' 자를 쓴 예

무ᅀᅮ(菁) … 상권 제123쪽

보ᅀᅮ다(腫) … 상권 제91쪽

사ᅀᅵ(間) … 상권 제53쪽

아ᅀᆞᆷ(親戚) … 상권 제39쪽

부ᅀᅩ다(灌) … 상권 제9쪽

ᅀᅵᆫᄊᆞᆼ(人事) … 상권 제13쪽

(다) 종성에 무성음 'ㅇ'를 쓴 예(한자음에 씀)

츙(取) … 상권 제10쪽

송(蘇) … 상권 제10쪽

즁상(朱砂) … 상권 제12쪽

ᅘᅡᆼ(夏) … 상권 제9쪽

(라) 종성에 무성 순경음 'ㅱ'을 쓴 예(한자음에 씀)

쯔ᇢ(皀) … 상권 제10쪽

죠ᇢ링(調理) … 상권 제17쪽

ᅘᅩᇢ귕 (豪貴) … 상권 제30쪽

쇼ᇢ목(小木) … 상권 제34쪽

(마) 종성에 'ᇙ'을 쓴 예(주로 한자음에 씀)

셍ᄎᆌᇙ(細切) … 상권 제17쪽

뼥뜌ᇙ(白朮) … 상권 제18쪽

셍마ᇙ(細末) … 상권 제21쪽

후ᇙ(熨)호라 … 상권 제26쪽

(바) 한자음 특례

中風－듕봉 … 상권 제9쪽

氣分－킝분 … 상권 제18쪽

每服－ 밍뽁 … 상권 제37쪽

花水－황쉉 … 상권 제37쪽

등 15세기 독특한 표기법이 사용된 것을 볼 수 있다.

二十二馬咬馬踏馬汗馬骨馬踢

二十三打撲傷損

二十四車馬墜傷 (從高墜下壓傷附)

二十五眯目 (墜睛及被物打附)

二十六諸蟲入耳

二十七菜毒 (鉤吻毒附)

二十八菌毒

二十九中砒礵毒 (諸藥毒并食毒附)

救急方目錄終

救急方上

卒中風第一

直指方治卒中法 圓白天南星濕紙裹煨南木
香 蒼朮生 白羊眼半夏用百沸湯就銚蘸少頃各一錢
平辢細辛 甘草生 石菖蒲細切各一錢 右件
剉散分作二服水一盞半生薑七厚片煎
取其半乘熱調蘇合香圓三圓灌下痰盛
者加全蝎二枚炙治一切卒中不論中風
中寒中暑中濕中氣及痰厥飲厥之類初

作皆可用此先以皂角去弦皮細辛或生
南星半夏爲末揭以管子吹入鼻中候其
噴嚏卽進前藥牙噤者中指點南星細辛
末幷烏梅肉頻擦自開 直딕指징方방문득中듕風봉ᄒᆞ니
고ᄐᆡᄂᆞᆫ法법은도·련고·힌天텬南남星셩·
을쟈ᄌᆞᆫ죠ᄒᆡ·예·ᄡᅡ구으·나와南남木목香
향과ᄂᆞᆯ蒼창朮튤·와ᄒᆞᆫ兩양ᄋᆡ·눈·곤ᄒᆞᆫ半
반夏ᅘᅡᆼᄅᆞᆯ一ᅙᅵᇙ百ᄇᆡᆨ·번ᄭᅳᆯ·흔·므·레ᄌᆞᆷ간
ᄃᆞ·모·니各각과ᄒᆞᆫ돈半·반과미온細·셍辛신
과ᄂᆞᆯ甘감草촣와石쎡菖챵蒲뽕·ᄅᆞᆯ細·셍
切촁ᄒᆞ니各각ᄒᆞᆫ돈올사ᄒᆞ라ᄂᆞᆫ화두服
·ᄲᅩᆨ애·망·ᄀᆞ·라·믈ᄒᆞᆫ盞·잔半·반·과生ᄉᆡᆼ薑강

혀 半반올 取츙ᄒᆞ야 뎌운 제 蘇송合햡圓원 세 丸환올 ᄯᅳ리브소다 痰땀盛쎵ᄒᆞ니

란 全젼蝎헗 두 나ᄎᆞᆯ 구어 더으라 中듕風봉과 中듕寒한과 中듕暑셔와 中듕濕십

과 中듕氣킝와 痰땀厥궗와 飮흠厥궗왓 類륭롤 議읭論론 말오 始싱作작애 다 어

루 이롤 ᄡᅳ리라 몬져 皂조角각 시울와 거츨 앗고 細셰辛신이나 生싱南남星셩이

나 半반夏향롤 ᄀᆞ른 밍ᄀᆞ라 대롱ᄋᆞ로 ᄡᅧ 곳굼긔 부러 조치음 호믈 가드려 藥약 마

가고 니마고므니란 당가라개 南남星셩과 細셰辛신ㅅ 골올 무텨 烏옹梅밍肉슉

조쳐 ᄌᆞ조 씨븨면 절로 열리라 厥궗은 ᄉᆞᆫ발 ᄎᆞ고 脉ᄆᆡᆨ 그츤 病뼝이라

經驗秘方三寶散治風昏氣厥不省痰塞失

香 腦子 牛黃 各二分 朱砂 一分 右細末 取

竹瀝油勺調 每服一錢 三삼寶봉散산ᄇᆞ ᄅᆞᆷ마자 야즐ᄒᆞ며

氣킝厥궗ᄒᆞ야 ᄎᆞ림 몯고 痰땀이 마켜 소 리ᄅᆞᆯ ᄒᆞᄂᆞ닐 고티ᄂᆞ니 龍룡腦놓 牛ᅌᅮᇢ黃

황 各각 두 分분과 朱쥬砂상 六륙分분과 ᄅᆞᆯ 細솅末맗ᄒᆞ야 댓지네 골오 프리 ᄒᆞᆫ 돈

곰 머 기라

千金方 治惡風心悶欲死 急灸足大趾下橫

文 隨年壯 立愈 又灸百會七壯 惡ᅙᅡᆨ風봉 이 안히 답

답ᄒᆞ야 죽ᄂᆞ닐 고툐ᄃᆡ ᄲᆞᆯ리 밠엄지가락 아랫 ᄀᆞᄅᆞᆫ 그믈 ᄯᅳᄃᆡ 나마초ᄒᆞ면 즉재 ᄠᅳᆫ

ᄂᆞ니라 ᄯᅩ 百ᄇᆡᆨ會ᅘᅫᆼᄅᆞᆯ 七칧壯장ᄋᆞᆯ ᄯᅳ라

衛生易簡方治中風不語舌強人乳汁

三年陳醬各五合右和研以生布絞汁不拘

時少少與服良久當語中듕風봉ᄒᆞ야 말 몯ᄒᆞ고 혀 세닐고ᄃᆞᆫ

ᄃᆡ 사ᄅᆞ미 졋과 三삼年년 무근 쟝 各각 닷 홉과ᄅᆞᆯ 섯거 ᄀᆞ라 生ᄉᆡᆼ뵈로 汁즙을 ᄧᅡ 時

씽節졇 올 블들이디 마오 져져 주어 머기면 오라면 반ᄃᆞ기 ᄆᆞᆯᄒᆞ리라 又方

治中風急喉痺欲死者用白殭蠶焙黃爲

末生薑自然汁調灌下喉立愈ᄯᅩ 中듕風봉ᄒᆞ야 과

골이 모기 브서 즉ᄂᆞ닐 고툐ᄃᆡ 白ᄇᆡᆨ殭강
蠶ᄍᆞᆷ올 焙ᄲᆡᆼ籠롱애 ᄆᆞᆯ외야 노라커든 ᄀᆞ
ᄅᆞ 밍ᄀᆞ라 生ᄉᆡᆼ薑강自ᄍᆞᆼ然연汁집
에 프러 모기 브ᅀᅳ면 즉재 ᄌᆞᆫᄂᆞ니라 又方

治中風不省人事用香油或生薑自然汁

灌之即醒 卒中듕風봉ᄒᆞ야 人ᅀᅵᆫ事ᄊᆞᆼ 모
ᄅᆞᄂᆞ닐 고툐ᄃᆡ ᄎᆞᆷ기ᄅᆞ미나 시
혹 生ᄉᆡᆼ薑강自ᄍᆞᆼ然연汁집이
어나 브ᅀᅳ면 즉재 ᄭᆡᄂᆞ니라 又方卒中

風不省人事痰壅用生白礬二錢爲末生

薑自然汁調斡開口灌下化痰或吐即醒
ᄯᅩ 믄득 中듕風봉ᄒᆞ야 人ᅀᅵᆫ事ᄊᆞᆼ 모ᄅᆞ고
痰땀이 마켜 ᄶᅵ든 生ᄉᆡᆼ白ᄇᆡᆨ礬뻔 두 돈ᄋᆞᆯ

ᄀᆞᄅᆞ ᄆᆡᇰᄀᆞ라 生ᄉᆡᇰ薑가ᇰ自ᄍᆞᆼ然ᅀᅧᆫ汁집에
프러 입ᄡᅡ라 혀고 브스면 痰땀이 슬아나
시혹 ᄯᆞᆷ 통ᄒᆞ면
곧 ᄭᆡᄂᆞ니라

簡易方救急稀涎散治中風忽然昏若醉形
體昏悶四肢不收涎潮於上氣閉不通
光明白礬兩猪牙皂角四介肥實幷不蛀者去黑皮右
細末研勻輕者半錢匕重者三錢匕溫水
調灌下不大嘔吐但微微冷涎出一二升
便得醒醒次緩而調理不可大吐救그ᇢ急급稀힁

通關散산은中듕風봉ᄒᆞ야忽홀然ᅀᅧᆫ히
어즐ᄒᆞ야醉ᄌᆔᆼᄒᆞᆫᄃᆞᆺᄒᆞ며ᄆᆞᅀᆞ미아ᄌᆞᆯ코ᄃᆞᆺ
가와네활개ᄅᆞᆯ거두디몯ᄒᆞ며ᄃᆡ푸미오
ᄀᆞ로ᄋᆞᆯ아氣킝分분아마가通통타몯ᄒᆞ
닐고ᄃᆡᄂᆞ니光광明명白ᄈᆡᆨ礬뻔ᄒᆞᆫ兩량
과猪뎡牙앙皂쪼ᇢ角각네낫서ᄉᆞᆯ저고염
글오좀먹디아니ᄒᆞ닐귀믄거플밧겨細
셍末맗ᄒᆞ야ᄀᆞ라골아生ᄉᆡᆼᄒᆞ니란半반
돈이오重뜡ᄒᆞ니란세돈ᄋᆞᆯᄃᆞᄉᆞᆫ므래포
려ᄇᆞᄡᅥ너무ᄯᅩ통타아나캐코오ᄌᆞ젹젹
초추미ᄒᆞᆫ두되만나면곰ᄉᆞᆱᄉᆞᆱᄒᆞᄂᆞ니라
바개날회야調뜌ᇢ理링ᄒᆞ고너무ᄯᅩ통호
미믈ᄒᆞ
라라

經驗良方破棺散治中風牙已緊無門下藥

天南星末半錢白龍腦末一字右合研勻頻

擦令熱牙自開破팡棺관散산은中듕風봉ᄒᆞ야나ᄒᆞ마구ᄃᆡ藥약

미골門몬업스날고티ᄂᆞ니天텬南남星셩ㅅᄀᆞᄅᆞ半반돈과白ᄈᆡᆨ龍룡腦놓ㅅᄀᆞ

ᄅᆞ一힗字ᄍᆞᆼ와ᄅᆞᆯ뫼화ᄀᆞ라골아ᄌᆞ조ᄢᅵ븨여ᄃᆞᆷ개ᄒᆞ면나잘로열리라

葛氏備急方中風角弓反張四肢不收煩亂

欲死者清酒五升雞白屎一升右擣篩合和

揚之千遍乃飲之大人服一升日三少小

服五合差ᄇᆞᄅᆞᆷ마자왜지그라네활개ᄅᆞᆯ거두디몯ᄒᆞ야어ᄌᆞ러위죽ᄂᆞ

救急方上

닐 淸쳥酒즇 닷 되와 ᄃᆞᆯ기 힌 똥 ᄒᆞᆫ 되와ᄅᆞᆯ
다코 치ᄠᅳ려 一힗千쳔 버늘 저서 머구다
얼우ᄂᆞᆫ ᄒᆞᆫ 되옴 ᄒᆞᄅᆞ 세 번 먹고 져
므닌 닷 호볼 마그면 됴ᄒᆞ리라

中寒第二 凍瘡凍死附

和劑方姜附湯 乾薑一兩 附子生去皮臍細切一枚 右
㕮咀每服三錢 水一盞半煎七分食前溫
服 姜강附뿡湯탕 乾간薑강 ᄒᆞᆫ 兩량과 附
뿡子ᄌᆞᆼ ᄂᆞᄅᆞᆯ 것과 빗보ᄀᆞᆯ 앗고 細솅切
쳉ᄒᆞ니 ᄒᆞᆫ 낫과ᄅᆞᆯ 사ᄒᆞ라 每ᄆᆡᆼ服뽁 세 돈
애 믈 ᄒᆞᆫ 盞잔半반ᄋᆞ로 닐굽 分분을 글혀
食씩前쪈에 ᄃᆞᄉᆞ닐 미그라

又方理中湯治五臟中寒

口噤失音四肢強直兼治胃脘停痰冷氣
刺痛 人參 乾薑 白朮 甘草各等分
右㕮咀每服四錢水一大盞煎至六分去
滓溫服 또 理링中듕湯탕은 五옹臟짱이 中듕寒한ᄒᆞ야 입 마고므러 소ᄅᆡ
몯ᄒᆞ며 四ᄉᆞᆼ肢징 세오 고ᄃᆞ닐고 더며 또 胃윙脘완애 痰땀 하 닫겨 胃윙脘완은 가
ᄉᆞ미라 冷ᄅᆡᆼᄒᆞᆫ 氣킝分분이 다ᄃᆞ저겨 알ᄑᆞ날고 ᄃᆡᄂᆞ니 人신參숨과 乾간薑강과
白ᄈᆡᆨ朮ᄹᅲᇙ와 甘감草총를 各각等등分분ᄒᆞ야 사ᄒᆞ라 每믱服뽁 네 돈애 믈 ᄒᆞᆫ 큰 盞
ᄌᆞᆫ으로 글혀 六륙分분에 니르거든 즛의 앗고 ᄃᆞᄉᆞ닐 머그라

凍瘡

聖惠方治凍耳成瘡兔腦髓取塗之 귀여 ·러:허

닐·고 豆ᄃᆡ 톳긔 머릿 骨 곪 髓ᄉᆞᆼ·를 내·야 ᄇᆞᄅᆞ·라 又方杏仁一介湯浸去皮

壓取油塗之 ᄯᅩ 杏ᅘᆡᆼ仁신 ᄒᆞᆫ 介근·을 더운 ·므레 ·ᄃᆞ·마 것 밧·기·고 지·즐·워

기름 내·야 ᄇᆞᄅᆞ·라

聖濟總錄治手足凍瘡腫爛赤小豆半升煮

汁熱浸洗瘡日三五次 손 밠 :언 瘡창·이 브 스·며 헤·여디 ·닐고

豆·ᄃᆡ 블근 ᄑᆞᆺ 半반 되 ᄉᆞᆯ·ᄆᆞᆫ 므·를 덥게 ᄒᆞ·야 瘡창·을 ·ᄃᆞ·마 시수·ᄃᆡ ᄒᆞᄅᆞ :세 버·니·나 다ᄉᆞᆺ

버니나ᄒᆞ라

治寒凍足跟開裂血出疼痛牛皮膠燒細研爲末以唾和塗之 어러 밠ᄎᆞ기 뼤다어 피 나고 알히ᄂᆞ닐 고툐ᄃᆡ ᄉᆈ갓 ᄭᅳ를 ᄉᆞ라 ᄀᆞᄂᆞ라 ᄀᆞ라 ᄀᆞᄅᆞ 밍ᄀᆞ라 ᄎᆞᆷ메 ᄆᆞ라 ᄇᆞᄅᆞ라

百一選方治凍瘡黃蘗燒存性細研以雞子淸調傅破者乾摻神效 인 瘡창올 고툐ᄃᆡ 黃ᅘᅪᇰ蘗ᄇᆡᆨ을 ᄉᆞᄅᆞᄃᆡ 性셩이 잇게 ᄒᆞ야 ᄀᆞᄂᆞ리 ᄀᆞ라 ᄃᆞᆯᄀᆡ 앐 ᄆᆞᆯᄀᆞᆫ 므레 ᄆᆞ라 ᄇᆞ티라 해난 ᄆᆞᄅᆞ닐 ᄡᅥ후미 됴ᄒᆞ니라

得效方治足上凍爛生瘡黃丹爲末用猪脂

調傳嫽 바리 ᄃᆞ라 헤여디닐 고툐ᄃᆡ 黃ᅘᅪᆼ丹단ᄋᆞᆯ ᄀᆞᄅᆞ 밍ᄀᆞ라 도ᄐᆡ 기르메

ᄆᆞ라 브르미 됴ᄒᆞ니라

衛生寶鑑如神散治凍瘡皮膚破爛痛不可

忍大黃爲細末新水調搽凍破瘡上 凍동瘡창

이 ᄀᆞᆺ과 ᄉᆞᆯ쾌 헤여디여 알포ᄆᆞᆯ ᄎᆞᆷ디 몯ᄒᆞ

ᄂᆞ닐 고툐ᄃᆡ 大땡黃ᅘᅪᆼᄋᆞᆯ 細솅末말ᄒᆞ야

ᄀᆞᆺ 기ᄅᆞᆫ ·므·레 프

러 헌 ᄃᆡ ᄇᆞᄅᆞ라

衛生十全方治凍瘡 落蘇根 即茄子也 濃煎湯

洗了以雀兒腦髓塗之立効茄子莖葉枯

者煮洗之 凍동瘡창을 고툐ᄃᆡ 가짓 불휘를 듬투비 글·혀 싯·고 ·새 머릿 骨

곯髓슝로 ᄇᆞᄅᆞ면 즉제 됻ᄂᆞ니라 ·ᄯᅩ 가짓 줄가와 닙·이·우·닐 글·혀 시·ᅀᆞ·라 又方

黃丹炒令色變 風化石灰 等分 右拌勻每

一兩許沸湯浸洗患處冷即止不過三洗

效 ᅘᅭᇢ黃ᅘᅪᇰ丹단올 봇가 비치 다ᄅᆞ게코 보ᄅᆞ·매 ·놀·욘 石쎡灰횡·와·를 等등分분·ᄒᆞ

·야 섯거 끌아 ᄒᆞᆫ 兩량만 글ᄂᆞᆫ 므레 ᄃᆞᆷ가 ·알ᄑᆞᆫ ·ᄃᆡ 사수·ᄒᆞ야 ᄎᆞ거·든 ·말·면 :세 번 사·수 ·믈 ·며

나·다 아 나·ᄒᆞ ·야 ᄃᆞᆫ·ᄂᆞ 나 ·라

凍死

聖惠方治凍死方以大器中多熬灰使煖囊盛以搏其心冷卽更易心煖氣通目轉則口乃亦開可與溫酒服粥清稍稍嚥之卽活若不先溫其心便將火灸其身冷氣與火相搏急卽不活也

어·려주그닐고티·는方방·애큰그·르·세·ᄌᆡᄅᆞᆯ·만·히봇·가·덥·게ᄒᆞ·야주·머·니·예녀·허·가ᄉᆞ·매노·햇·다·가·ᄎᆞ·가·든·즉재ᄀᆞᆯ·라ᄆᆞᅀᆞ·미더·위氣킝分분·이通통ᄒᆞ·며누·니:돌·면·이비·ᄯᅩ열·라·니어·루ᄃᆞᄉᆞᆫ수·를마·기·며粥쥭·므·를漸쪔漸쪔ᄉᆞᆷ·기·면·곧:사·ᄂᆞ·니ᄒᆞ다·가그ᄆᆞᅀᆞ·ᄆᆞᆯᄃᆞᆺ·게아·니·코·곧·블·로그·모·ᄆᆞᆯ:ᄧᅵ·면

면ᄎᆞᆫ氣킝分분어블와서르사화ᄡᅥ르면곧사다몯ᄒᆞᄂᆞ니라

本朝經驗粥飮醬湯爲上飮酒次之粥쥭를와쟝쉬기위두고술미구미버그니라

中暑第三

聖惠方治熱暍心悶方以熱土及熬熱灰土

壅其臍上佳中듕暑셩ᄒᆞ야ᄆᆞᅀᆞᆷ답답ᄒᆞ니고티ᄂᆞᆫ方방애더운ᄒᆞᆰ과

봇ᄀᆞᆫ더운ᄌᆡ로빗복우희두프면됴ᄒᆞ니라 又方濃煮蓼取汁

一大盞分二服飮之愈ᄯᅩ엿귀ᄅᆞᆯ두터이글혀汁즙을取ᄎᆔ

救急方上

救急方上

ᄒᆞ야 큰 ᄒᆞᆫ 盞잔ᄋᆞᆯ 두 服ᄲᅮᆨ애 ᄂᆞᆫ화 머그면 됸ᄂᆞ니라 又方生地黃汁

一中盞溫暖服之 ᄯᅩ 生ᄉᆡᇰ地띵黃ᅘᅪᇰ汁집 ᄒᆞᆫ 中듕盞잔ᄋᆞᆯ 데여 머

그라 又方取麪一兩以溫水一中盞攪和服

之 ᄯᅩ 밄ᄀᆞᄅᆞ ᄒᆞᆫ 兩량ᄋᆞᆯ ᄃᆞᄉᆞᆫ 믈 ᄒᆞᆫ 中듕盞잔애 프러 머그라 又方服地

漿一盞即愈 ᄯᅩ 地띵漿쟝 ᄒᆞᆫ 盞잔ᄋᆞᆯ 머그면 즉재 됸ᄂᆞ니라 地띵漿쟝

ᄋᆞᆫ ᄯᅡ해 져근 굳 프고 믈 브ᅀᅥ 니기 흥두운 므라라

千金方治熱暍取道上熱塵土以壅心上少

冷則易氣通止 더우며 ᄇᆞᆯ 고툐ᄃᆡ 길헷 더운 ᄒᆞᆯᄀᆞ로 가ᄉᆞᆷ매 엱고 저

기·식거든 골·오 氣킝分분·이 通통커·든 :말·라 又方張死人口令
通以暖湯徐徐灌口中小擧死人頭令湯
入腹須臾即蘇 ᄯᅩ 주·근 사ᄅᆞ·ᄆᆡ ·이블 버리하 通통케 ᄒᆞ·고 ·더·운 ·믈·로
ᄌᆞ·녹ᄌᆞᄂᆞ기 이베 븟·고 주·근 사ᄅᆞ·ᄆᆡ 머·리·를 져기 드러 ·더·운 ·므·리 ᄇᆡ·예 ·들·에 ᄒᆞ·면 아
·나 한ᄉᆞ·ᅀᅵ·예 ·곧 :살·리·라 又方使人噓其心令暖易人
爲之 ᄯᅩ 사ᄅᆞ·ᄆᆞ·로 ·가ᄉᆞ·매 ·입·김 ᄃᆞ·려 ·덥·게 ·ᄒᆞ·ᄃᆡ ·사ᄅᆞ·ᄆᆞᆯ ᄀᆞ·람 ᄒᆞ·라 又方
抱狗子若雞著心上熨之 ᄯᅩ 강아·지·와 ᄃᆞᆰ·과·ᄅᆞᆯ 아·나 가ᄉᆞᆷ
우·희 다·혀 ᄯᅳᆺᄯᅳᆺ ᄒᆞ·라 又方屋上南畔瓦熱熨心冷易

之 ᄯᅩ 집 우ᄒᆡᆺ 南남녁 ᄀᆞᆺ앳 디새ᄅᆞᆯ 덥게 ᄒᆞ야 가ᄉᆞ매 ᄃᆞᆺ홇 호ᄃᆡ 식거든 ᄀᆞᆯ라

壽域神方 車輪土五錢 冷水調 澄淸服之 妙

술윗 ᄲᅡ·옛 무·든 ᄒᆞᆰ 닷 돈 ᄂᆞᆯ ᄎᆞᆫ 므레 ·프러 ·ᄆᆞᆯᄀᆞᆫ 초ᄋᆞᆯ 머·그·면 ·됴ᄒᆞ니·라 又方 中

暑發昏 以新汲水滴入鼻孔 用扇搧之 重者 以地漿灌則醒 與冷水飮則死 中듕暑·셩 ·ᄒᆞ야 어즐커든 ᄀᆞᆺ 기른 믈로 곳굼긔 처디오 부채로 부츠라 重뜡ᄒᆞ니란 地·띵漿쟝ᄋᆞ로 브ᅀᅳ면 ᄭᆡᄂᆞ니 ᄎᆞᆫ ·믈 ᄆᆞ·기·면 죽ᄂᆞ·니·라 又方 用大蒜三兩瓣

細嚼 溫湯送下 仍禁冷水 卽愈 ᄯᅩ 굴근 마ᄂᆞᆯ 두서 ·열

홀ㅣ로 니시고 더운믈로 ᄂᆞ리오고 촌므를 먹더 말면 즉재 됴ᄂᆞ니라 又方

中熱暍死用路上熱土大蒜等分爛研水

調去粗飮之卽活 또 더위 메여 죽거든 길햇 더운 흙과 굴근 마ᄂᆞᆯ

와 等등 分분ᄒᆞ야 ᄂᆞ로니 기라 므레 프러 즛야 앗고 머기면 즉재 사ᄂᆞ니라

嘗見大全良方云若偶在無人所居之境

時無湯可移病人安於樹陰之下掬路

上熱土安於病人臍上仍撥開作一竅以

人注尿於其中得暖卽活 ᄒᆞ다가 마조 아니 사ᄅᆞᆷ 업슨 ᄯᅡ해

이·셔 더·운 믈 업·거·든 病뼝人신·을 옮·겨·나 몯·ᄀᆞ ᄂᆞᆯ·해 두·고 길헷 더·운 흘 ᄀᆞᆯ·오 ᄒᆡ·여 病뼝人신·의 빗·복 우·희 노·코 헤·혀 ᄒᆞᆫ 굼·글 짓·고 사ᄅᆞ·미 그 가·온·ᄃᆡ 오·좀 누·면 더·우·면 곧 사·ᄂᆞ냐·라

中氣第四

和劑方指南云氣中證候者多生於驕貴之人因事激挫忿怒盛氣不得宣泄逆氣上行忽然仆倒昏迷不省人事牙關緊急手足拘攣其狀與中風無異但口內無涎聲

此證只是氣中不可妄投取涎發汗等
藥而反生他病但可與七氣湯分解其
氣散其壅結其氣自止七氣湯連進敎
速更可與蘇合香元氣킝中듕ᄒᆞᆫ證징은ᄒᆡ豪ᅘᅩᇢ貴귕ᄒᆞᆫ

ᄠᅡ르미 이를 因인ᄒᆞ야 격발ᄒᆞ며 것기여
忿픈怒농ᄒᆞ야 氣킝分분이 盛쎵호 ᄑᆡ펴
돌몬ᄒᆞ야 氣킝分분이 거스러우흐로 올
오매나 믄득 업더디여 어즐ᄒᆞ야 人ᅀᅵᆫ事
ᄊᆞᆼ 돌ᄎᆞ리디 몬ᄒᆞ고 니 세위드며 손바리
ᄲᅱ트라 그 양이 中듕風봉과 다ᄅᆞ디 아니
ᄒᆞ니 오직 입 안해 춤 소리 업스니 이 證징
이곤 이 氣킝中듕이니 간ᄃᆡ로 춤야 ᅀᅳᄠᅧ

ᄯᆞᆷ내옴 돋햇 藥약을 ᄡᅥ도ᄅᆞ혀 다ᄅᆞᆫ 病뼝
나·긔 ᄒᆞ·마 ·몯ᄒᆞ·리·니 오·직 七칧氣킝湯탕
을 머·겨 그 氣킝分분을 는·화 노·기·며 막·질
·며 미·요·ᄆᆞᆯ 흐·트면 그 氣킝分분·이 ·절·로 긋
ᄂᆞ·니 七칧氣킝湯탕·ᄋᆞᆯ 닛·우 머·거·면 效ᅘᅭᇢ
驗ᅌᅥᆷ·이 ᄲᆞᄅᆞ·니 ·ᄯᅩ 蘇송合합香향元원·ᄋᆞᆯ
머·규·미 ·ᄒᆞ니·라 [illegible] 七氣湯治虛冷上氣及寒熱怒
恚喜憂愁等氣內結積聚堅牢如柸心腹
絞痛不能飮食時發時止發則欲死 半
夏 湯洗七次焙五兩 人參 去蘆 甘草 炙 肉桂 去麤皮 各一兩
右剉每服三錢水一大盞入生薑三片煎至

七分去滓稍熱服食前 七칧氣킝湯탕ᄋᆞᆫ 虛헝冷ᄅᆡᇰᄒᆞ·야 氣
킝分분이오ᄅᆞ니와 寒ᅘᅡᆫ·과 熱ᅀᅧᇙ와 怒농
·와 깃·븜·과 시름·돌·빗 氣킝分분·이면 ·해모
·다 구두·미 잔곤ᄒᆞ·야 가ᄉᆞᆷ 비·얄 파 飮·흠食
·씩 몯ᄒᆞ·며 잇다·감 發·벓ᄒᆞ·며 잇다·감 그·처
發·벓ᄒᆞ면 죽ᄂᆞ닐 고티ᄂᆞ나 半·반夏ᅘᅣᆼ 롤
더·온·므·레 닐굽 번 시서 苦콩 乾건ᄒᆞᆫ ·나 닷
兩·량·과 人ᅀᅵᆫ參ᄉᆞᆷ올 이리 비히고 甘감草
·ᅕᅩᇢ·롤 굽·고 肉·ᅀᅲᆨ桂·궹·롤 麤총ᄒᆞᆫ 것 밧교·ᅵ
各·각ᄒᆞᆫ 兩·량·올 사ᄒᆞ·라 每·밍服·뽁 새·는대
믈 ᄒᆞᆫ 大·땡 잔으로 生ᄉᆡᆼ薑강 :세 片편 녀·하
七칧分분을 글혀 ᄌᆞᅀᅴ ·앗·고 :저기
·덥게 ᄒᆞ·야 食·씩前쪈·에 머기·라

澹寮方獨香湯主中氣閉目不語四肢不收

昏沈等證南木香爲末每服一錢冬瓜子煎湯調下獨똑香향湯탕·은中듕氣킹ᄒᆞ·야·눈·곰·고·말·몯·고四·ᄉᆞᆼ肢징·ᄅᆞᆯ거·두·디·몯ᄒᆞ·고昏혼沈띰等등·엣證징·에主즁ᄒᆞ·나南남木목香향·ᄋᆞᆯᄀᆞᄅᆞ밍·ᄀᆞ·라每밍服뽁一ᅙᅵᇙ錢쪈·을冬동瓜광·ᄡᅡ글흔·므·래·ᄠᅳ·러머·기·라又方迴陽湯治中氣脈弱太段虛怯等證川烏生去皮臍附子生去皮臍各半兩乾薑炮二錢青皮去穰一兩益智仁一兩右剉每服三錢水二盞生薑七片棗一枚同煎至一盞去滓溫服或入小木

香ᄏ 쏘 迴횡陽양湯탕은 中寒氣킈ᄒᆞ야 脈뫽이 弱약ᄒᆞ야 ᄀᆞ장 虛허弱약ᄒᆞᆫ 等등엣 證졍을 고티ᄂᆞ니 川쳔烏옹 生싱ᄒᆞ닐 것과 빗복 ᄢᅪ 앗고 附뿡子ᄌᆞᆼ 生싱ᄒᆞ닐 것과 빗복 아소니 各각 半반兩량과 乾간薑강 炮뽕ᄒᆞ나 ᄌᆞ 돈과 炮뽕ᄂᆞᆫ 믈 저즌 죠ᄒᆡ예 ᄡᆞ 노ᄋᆞᆯ 압져에 무ᄆᆡ 구ᄋᆞᆯ 시라 靑쳥皮삥 솝 어소나 ᄒᆞᆫ 兩량과 益혁智딩仁신 ᄒᆞᆫ 兩량ᄋᆞᆯ 사ᄒᆞ라 每밍服뽁 三삼錢쪈에 믈 두 盞잔과 生싱薑강 닐곱 片편과 大땡棗좋 ᄒᆞᆫ ᄂᆞᆺ과 ᄒᆞᆫᄃᆡ 글혀 ᄒᆞᆫ 盞잔애 니르거든 즛ᄢᅴ 앗고 ᄃᆞ사ᄒᆞ야 머고라 시혹 小숗木목香향ᄋᆞᆯ 더드리ᄂᆞ니라

中忤中惡鬼氣第五

經驗良方云其證暮夜或登廁或出郊野或遊空冷屋室或人所不至之地忽然眼見鬼物鼻口吸着惡鬼氣驀然倒地四肢厥冷兩手握拳口鼻出淸血性命逡巡須臾不救此證與尸厥同但腹不鳴心脇俱煖

凡中惡驀然倒地切勿移動其尸即令親戚衆人圍繞打鼓燒火或燒射香安息蘇木香檀木之類直候醒記人事方可移歸

犀角鎊屑研爲細末半兩射香朱砂各十分巳上爲
細末每服二錢井水調服灌之如無前藥
用雄黃一味爲末每服一錢煎桃枝葉湯
調灌又無雄黃用故汗衣或觸衣汗衣者
着在身上多時久遭汗者佳觸衣者久著
內衣襯衣也男用婦衣婦用男衣燒灰每
服二錢白沸湯調下그證징이바ᄆᆡ시흑묏가내오ᄅᆞ거나시
흑ᄃᆞ르헤나가거나시흑븬ᄎᆞᆫ房ᄇᆡᆼ의ᄂᆞᆯ아나사흑사ᄅᆞ미가ᄃᆡ아나ᄒᆞᄂᆞᆫᄢᅢ믄

드누녜귓것보며고콰엽과로모뎐귓거
ᄉᆞ氣킈分분을마사거나ᄒᆞ야ᄂᆞᆫ드ᄡᅧ해
그우려디여四ᄉᆞᆼ肢징ᄎᆞ고두소니쥐오
입과고해몰곤피홀려性생命명아아나
한ᄉᆞᄡᅵ예救굼티몯ᄒᆞᄂᆞ니이證징이尸
싱厥궐와곤ᄒᆞ나오칙비우다아나ᄒᆞ고
가솜과녀비다더우나라믈읫中듕惡학
ᄒᆞ야믄득ᄡᅥ해그우러다거든滋간도그
주거믈옮기디말오즉제아솜과한사ᄅᆞ
ᄆᆞ로圍윙遶ᅀᅲᇢᄒᆞ야붑두드리며블다ᄒᆞ
게ᄒᆞ며시혹麝쌍香향과安한息씩香향
과蘇송木목香향과樟쟝木목ㅅ類륭ᄃᆞᆯ
ᄉᆞ라人신事상ᄎᆞ료몰기드려옴겨갈디
니라犀솅角각올솔하ᄀᆞ라細솅末맗ᄒᆞ
니半반兩량과麝쌍香향과朱즁砂상와
각각ᄒᆞᆫ分분올細솅末맗ᄒᆞ야每ᄆᆡᆼ服뽁

二싱錢쪈을 井졍花황水슁에 프러 브스라 ᄒᆞ다가 얼ᄑᆞᆺ藥약이 업거든 雄향黃황 올 ᄀᆞᄅᆞ 밍ᄀᆞ라 每밍服뽁一힗錢쪈을 복셩홧 가지와 납 글ᄒᆞᆫ 므래 프라 브스라 ᄯᅩ 雄향黃황 업거든 놀ᄀᆞᆫ 솜오시나 시혹 緋 赤衣횡어나 솜오ᄉᆞᆫ 모매 오래 니버 오래 솜비니 됴코 緋赤衣횡ᄂᆞᆫ 오래 니븐 솜오 사라 남진은 겨지븨 오ᄉᆞᆯ ᄡᅳ고 겨지븐 남지ᄂᆡ 오ᄉᆞᆯ ᄡᅳᆯ디니 져ᄉᆞ라 每밍服뽁二싱錢쪈을 一힗百빅번 솟글흔 므레 프러 마기라

聖惠方治卒客忤有似卒死生菖蒲根擣絞取汁二三合灌下立愈 ᄆᆞᆫ득客킥忤옹ᄒᆞ야 ᄆᆞᆫ득 주그니 ᄀᆞᆮ

ᄒᆞ닐 고툐ᄃᆡ ᄂᆞᆯ름 챵蒲뽕ㅅ 불휘ᄅᆞᆯ 디허

汁·즙 ᄲᅡ ᄯᅮ·ᅀᅥ ·호·ᄇᆞᆯ 브ᅀᅳ·면 ·즉·재 사·ᄂᆞ·니·라

又方治中惡心痛欲絶方 釜底墨半兩 鹽

一錢 右件藥和研以熱水一盞調頓服之 ·ᄯᅩ 中

듕惡ᄒᆞ야 가ᅀᆞᆷ 알파 죽ᄂᆞ닐 고툐ᄃᆡ 가마 미·틧 검듸영 半반兩량과 ·소곰 ᄒᆞᆫ 돈·올

섯거 ·ᄀᆞ·라 더운 ·믈 ᄒᆞᆫ 盞 ·잔·애 ·프·러 :다 머·그·라 又方中惡氣絶以

上好朱砂細研於舌上書鬼字又額上亦

書之此法極效 ᅘᅭᇢ 中듕惡ᅙᅡᆨᄒᆞ·야 氣킝分 분이 긋거든 ·ᄀᆞ쟝 ·됴ᄒᆞᆫ 朱

즁砂상·ᄅᆞᆯ ᄀᆞᄂᆞ리 ·ᄀᆞ라 혀·에 鬼귕:ㅈ字ᄍᆞᆼ ·ᄅᆞᆯ ·스·고 ·ᄯᅩ ·니·마·해 ·술 디·니 ·이 法법·이 ·지·극

됴ᄒᆞ니라 又方鬼神所擊諸術不治熱艾如鴨

子大三枚水二盞煮取五分去滓頓服 ᄯᅩ 귓

거시 텨 여러 法법으로 고티디 몯ᄒᆞ거든 니근 ᄡᅮᆨ 올히 알만 ᄒᆞ니 두 낫 촐 믈 두 盞잔

애 글혀 다ᄉᆞᆺ 分분을 取츙ᄒᆞ야 ᄌᆞᅀᅴ 앗고 다 머그라 又方卒中鬼擊

及刀兵所傷血滿腸中不出煩悶欲死雄

黃一兩細研如粉以溫酒調一分服日三

服血化爲水 ᄯᅩ 귓거시 믄득 티며 갈잠개 예 허러 피 통 안해 ᄀᆞᄃᆞᆨᄒᆞ야

나디 몯ᄒᆞ야 답ᄭᅡ와 죽ᄂᆞ닐 雄웅黃황 ᄒᆞᆫ 兩량을 ᄀᆞᄂᆞ리 粉분ᄀᆞ티 ᄀᆞ라 ᄃᆞᄉᆞᆫ 수레

救急方上

ᄒᆞᆫ分ᄲᅮᆫ을 프러 ᄒᆞᄅᆞ 세 번 ᄲᅳᆷ

머그면 파믈 ᄃᆞᆺ와ᄂᆞ니라

千金方 治卒忤 鹽八合 以水三升 煑取一升

半分二服 得吐卽愈 若小便不通 筆頭七

枚燒作灰末 水和服之 卽通 믄득 客ᄀᆡᆨ忤ᅌᅩᆼᄒᆞ니 고툐

ᄃᆡ 소곰 여듧 호ᄇᆞᆯ 믈 서 되로 글혀 ᄒᆞᆫ 되 半반ᄋᆞᆯ 取ᄎᆔᇢᄒᆞ야 둘헤 ᄂᆞᆫ화 마거 吐통ᄒᆞ면

즉재 됸ᄂᆞ니라 ᄒᆞ다가 小쇼ᇢ便뼌이 通통티 아니커든 붇 마리 닐구블 ᄉᆞ라 ᄀᆞᄅᆞ ᄆᆡᆼ

ᄀᆞ라 므레 프러 머그면 즉재 通통ᄒᆞᄂᆞ니라

萬氏備急方 中惡證候 視其上脣裏弦者有

白如黍米大以針決去之 中듕惡ᅙᅡᆨ證징이 ᄀᆞᆺ 입사울 안 ᄒᆡᆫ 보ᄃᆡ 친기시 기장ᄡᆞᆯ 곤ᄒᆞ니 잇ᄂᆞ니 바ᄂᆞᆯ로 ᄣᅡ아 솔디니라 又方半夏末如豆大吹鼻中 ᄯᅩ 半반夏ᅘᅡᆼ末ᄆᆞᇙ ᄋᆞᆯ 콩낫 간 곳굼긔 불라 又方客忤者中惡之類也令人心腹絞痛脹滿氣衝心胷不卽治殺人 細辛 桂末等分內口中 ᄯᅩ 客ᄀᆡᆨ忤ᅌᅩᆼᄂᆞᆫ 中듕惡ᅙᅡᆨㅅ 類륭ㅣ니 사ᄅᆞᄆᆞ로 가ᄉᆞᆷ 배 알ᄑᆞ며 ᄇᆞᆼ만ᄒᆞ야 氣킝分분이 가ᄉᆞ매 다와 티ᄂᆞ니 즉재 고티디 아니ᄒᆞ면 사ᄅᆞᄆᆞᆯ 주기ᄂᆞ니라 細솅辛신과 桂궹皮삥ㅅ ᄀᆞᄅᆞᆯ 等등分분ᄒᆞ야 입안해 녀흐라 又方

卒得鬼擊之病無漸卒着如人刀刺狀胷脇腹內絞急切痛不可抑按或即吐血或鼻中出血或下血一名鬼排治之灸鼻下人中一壯立愈

ᄯᅩ 믄득 귓것 틴 病뼝을 어더 漸쪔漸쪔 아니ᄒᆞ야 믄득 이두미 갈ᄒᆞ로 디르ᄂᆞᆫ ᄃᆞᆺᄒᆞ야 가ᄉᆞᆷ과 녑과 ᄇᆡ 안히 ᄀᆞ장 알파 ᄆᆞᆫ지다 몯ᄒᆞ며 사혹 피ᄅᆞᆯ 밧통ᄒᆞ며 시혹 고해 피 내며 사혹 아래 파나ᄂᆞ니 고툐ᄃᆡ 코 아랫 ᄉᆞ신 中듕穴ᅘᅾᇙ을 ᄒᆞᆫ ᄇᆞᆺ글 ᄯᅳ면 즉재 됸ᄂᆞ니라

又方灸臍下一寸三壯灸臍上一寸七壯

ᄯᅩ ᄇᆡᆺ복 아랫 一ᅙᅵᇙ 寸촌ᄋᆞᆯ 세 ᄇᆞᆺ글 ᄯᅳ고 ᄇᆡᆺ복 우

一홉寸ᄎᆞᆫ올닐곱븟글ᄡᅳ라 又方以淳酒吹內兩鼻中 ᄯᅩ 됴ᄒᆞᆫ 술로 두 곳굼긔 부러 녀ᄒᆞ라 又方鼠糞末服如黍米不能飮之以少水和內喉中 ᄯᅩ 쥐ᄯᅩᇰ올 ᄂᆞᆺ아 가상ᄡᆞᆯ만 머구ᄃᆡ 먹디 몯거든 믈 져기 ᄒᆞ야 프라 모ᄀᆡ 녀ᄒᆞ라

衛生易簡方被鬼擊用竈心土爲末每服二錢新汲水調下及以少許吹鼻中 귓거싀게 마ᄌᆞ닐 가미 미뒷 ᄒᆞᆯ골 ᄀᆞᄅᆞ 밍ᄀᆞ라 두 돈올 ᄀᆞᆺ 기ᄅᆞᆫ 므레 프러 머그며 져기 가 고ᄒᆡ 블라

又方恍惚見鬼發狂用平胃散加辰砂末棗湯調

救急方上

服 또 어즐ᄒᆞ야 긋것보아 미처거든 平뼝胃윙散산애 朱즁砂상ㅅ 골ᄋᆞᆯ 녀허 大땡棗ᅎᆞᇢ湯탕애 프러 머그라

又方中惡客忤卒死者用皂角末吹鼻或研韭汁灌耳中以艾灸臍中百壯 또 中듕惡ᅙᅪᆨᄒᆞ며 客킥忤옹ᄒᆞ야 믄득 주그닐 皂쫗角각ㅅ 골ᄋᆞᆯ 고해 불라 시혹 염굣 즈블 ᄀᆞ라 귀예 븟고 ᄲᅮᄀᆞ로 빗보ᄀᆡ 一ᅙᅵᇙ百ᄇᆡᆨ 븟글 ᄯᅳ라

又方中惡客忤垂死用射香一錢研和醋二合服之即差 또 中듕惡ᅙᅪᆨᄒᆞ며 客킥忤옹ᄒᆞ야 주ᄀᆞ닐 射쌍香향 ᄒᆞᆫ 돈 ᄀᆞ라 초애 프러 두 호ᄇᆞᆯ 머고면 즉재 둏ᄂᆞ니라

壽域神方凡卒死或先病痛或常寢臥忽絶皆是中惡救之以葱黃心刺入鼻內男左女右入深五寸若目中出血佳又用葱管吹其兩耳兩鼻孔中 믈읫 믄득 주구미 시혹 몬져 病뼝을 알커나 시혹 샹녜 자다가 믄득 죽ᄂᆞ니 다 이 中듕惡학이니 救굼호ᄃᆡ 팟 누른 엄으로 고 안해 녀호ᄃᆡ 남지ᄂᆞᆫ 왼녁 겨지븐 올ᄒᆞᆫ녀긔 가ᄢᅵ 五ᅌᅩᆷ寸촌아 들에 ᄒᆞ야 ᄒᆞ다가 누네 피 나면 됴ᄒᆞ니라 ᄯᅩ 팟니프로 두 귀와 두 곳굼글 불라 又方取小便灌其口數遍即能語 ᄯᅩ 小쇼ᇢ便뼌을 이베 브ᅀᅩ믈 두서 번 ᄒᆞ면

곧 能능히 말ᄒᆞᄂᆞ니라 又方 中惡短氣欲死灸足兩

大拇趾上甲後聚毛中各十四壯不愈再

灸十四壯 또 中듕惡학ᄒᆞ야 氣킝分분이 뎔어 죽ᄂᆞ닐 두 발 엄지가락 톱

뒷 털 난 ᄯᅡᄒᆞᆫ 열네 븟곰 ᄯᅳ뒤 됴티 아니커든 다시 열네 븟글 ᄯᅳ라 又方驚

怖死者用溫酒灌之即蘇 또 놀라 주그닐 ᄃᆞᄉᆞᆫ 수를 머기

면 즉재 사ᄂᆞ니라

鬼魘鬼打第六

經驗良方其證初到客舍或官驛及久無人

居冷房睡中覺鬼物魘打但聞其人吃吃
作聲便令人叫喚如叫不醒此乃鬼魘也
須臾不救則死 牛黃 雄黃各一錢 朱砂半錢
已上各研爲細末和勻每挑一錢許床下
燒次挑一錢用酒調灌之如無前藥用挑
柳枝取東邊各三七寸煎湯三盞候溫併
灌服又無桃柳枝用竈心土搗碎爲細末
每服二錢新汲井花水調灌更挑半指甲

許吹入鼻中更用艾灸人中穴在鼻下幷
灸兩脚大拇指內離甲一韭葉許各灸一七
壯即活 그 證징이 客ᄀᆡᆨ舍샹ㅣ어나 시혹 驛역이어나 오래 사ᄅᆞᆷ 업슨 ᄎᆞᆫ 房
방의 자다가 귓거시 누르며 됴 몰아라 오직 그 ᄉᆞᄅᆞ미 헐헐ᄒᆞᆯ 소릴 듣고 곧 사ᄅᆞᄆᆞ
로 브르게 홈 디니 블ᄅᆞ 혀 셰디 아니ᄒᆞ면 아 귓거ᄉᆞ 늘로미니 아니 한 ᄉᆞ시ᄅᆞᆯ 救홈
티 아니ᄒᆞ면 죽ᄂᆞ니 牛읗黃황과 雄웅黃황 各각 ᄒᆞᆫ 돈과 朱즁砂상 半반 돈을 各각
各각 ᄀᆞ라 細솅末맗ᄒᆞ야 골오 섯거 ᄒᆞᆫ 돈만 ᄊᆡ 상 아래 ᄉᆞᆯ오 비거 ᄒᆞᆫ 돈올 수라 ᄠᅳ려
머기라 ᄒᆞ다가 앏ᄑᆡ 藥약이 업거든 복상 화나모와 버드나못 가지ᄅᆞᆯ 東동녁 ᄀᆞ 철

各각各각세닐굽寸촌올가처다가므[illegible]굴하세盞잔을ᄃᆞ시ᄒᆞ야머가라ᄯᅩ부[illegible]화나모버듨가지입거든가마미틧홀골細솅末맗ᄒᆞ야누돈올ᄀᆞᆺ기른井졍花황水쓩예프러머기고ᄯᅩ半반錢듬만ᄆᆡ고해부러드리고ᄯᅩ뿌그로人신中듕穴혈을ᄯᅩ고두ᄇᆞᆰ엄지가락안해ᄇᆞᆯ토브로ᄒᆞᆫ부ᄎᆞᆺ납만ᄒᆞᆫ뎌各각各각ᄒᆞᆫ닐굽봇글ᄯᅳ면곧사ᄂᆞ니라

千金方治鬼擊雞屎白如棗大青花麻一把卽常用麻右二味以酒七升煮取三升熱服須臾發汗若不汗熨斗盛火灸兩脇下使熱汗

出愈 귓것 티닐고 됴ᄃᆡ 돌기 ᄯᅩᆼ 힌 것 대초 만과 삼ᄒᆞᆫ ᄌᆞᆷ과 두 가자ᄅᆞᆯ 술 닐곱 되

로 글혀 서 되ᄅᆞᆯ 取츙ᄒᆞ야 더우닐 머그면 아니 ᄒᆞᆫ ᄉᆞᅀᆡ예 ᄯᆞᆷ 나ᄂᆞ나 ᄒᆞ다가 ᄯᆞᆷ 나다

아니커든 다리우리예 블 다마 두녀 블 ᄡᅬ야 덥게 ᄒᆞ면 ᄯᆞᆷ 나면 됴ᄂᆞ니라

聖惠方卒魘忌燈火照 照則神魂遂不復入

乃至於死人有於燈光前魘者本在明處

是以不忌火也 ᄀᆞ오누르이 닐 블 혀 ᄢᅬ요 미 몯ᄒᆞ리니 블 봐면 녀시

도로 드디 아니ᄒᆞ야 죽ᄂᆞ니라 블 현 ᄃᆡ 이 셔 ᄀᆞ오누르이닌 본ᄅᆡ ᄇᆞᆯᄀᆞᆫ ᄃᆡ 이실ᄉᆡ 블

혀미 므던 ᄒᆞ나라 治卒魘寐不覺方右以皂莢

末用細竹管吹兩鼻中即起三兩日猶可吹之 믄득 ᄀᆞ오누르여 ᄎᆞ림 몯ᄒᆞ거든 皂쪼ᇢ莢겹 ᄀᆞᆯᄋᆞᆯ ᄀᆞᄂᆞᆫ 대로 두 곳굼긔 블면 즉재 니ᄂᆞ니 잇사ᄋᆞ래 ᄯᅩ 어루 블리라 又方治卒魘右以雄黃細研以蘆管吹入兩鼻中桂心末亦得 ᄯᅩ 과ᄀᆞᆯ이 ᄀᆞ오 눌엿거든 雄ᅘᅲᇰ黃ᅘᅪᇰᄋᆞᆯ ᄀᆞᄂᆞ리 ᄀᆞ라 ᄀᆞᆯ로 부러 두 고해 녀ᄒᆞ라 桂겡皮삥ㅅ ᄀᆞᄅᆞ도 ᄯᅩ 됴ᄒᆞ니라 又方以菖蒲末吹兩鼻中以桂末納於舌下亦得 ᄯᅩ 菖챵蒲뽕ㅅ ᄀᆞᆯᄋᆞᆯ 두 곳굼긔 블오 桂겡皮삥ㅅ ᄀᆞᆯᄋᆞᆯ 혀 아래 녀ᄒᆞ미 ᄯᅩ 됴ᄒᆞ니라 又方以雄黃如棗核

大繫於左臂令人終身不魘寐也 또 雄ᅘᅲᇰ黃ᅘᅪᇰ올

大땡棗좋ㅅ ᄌᆞᅀᆞ 만ᄒᆞ닐 왼녁 ᄇᆞᆯᄒᆡ ᄃᆞ라 두면 사ᄅᆞᄆᆞ로 죽ᄃᆞ록 ᄀᆞ오누르아다 아

니케ᄒᆞᄂᆞ니라 又方服猪脂如雞子大卽差 未差

再服 또 猪뎡脂징ᄅᆞᆯ ᄃᆞᆰ기알만ᄒᆞ닐 머그면 즉재 됴ᄂᆞ니 됴티 아니커든 다시

머그라

備急大全良方療卧忽不悟愼勿以火照則

殺人但唾其面更痛嚙足大拇指甲際卽

省更以半夏末吹入鼻中更以韭葉擣取

自然汁灌鼻孔中冬月用韭根擣取自然汁灌即活 자다가ᄭᆡ디몯ᄒᆞᆫ날고됴ᄃᆡ故간도블혀뵈디마ᄅᆞᆯ디니ᄉᆞ롬주기ᄂᆞ니오직ᄂᆞᄎᆡ춤밭고ᄯᅩ발엄지가락톱ᄉᆞᅀᅵᄅᆞᆯ마이믈면즉재세ᄂᆞ니라ᄯᅩ半반夏ᅘᅣᇰㅅᄀᆞᄅᆞᆯ곳굼긔불오ᄯᅩ부ᄎᆡᆺ니플디히즈브로곳굼긔브ᅀᅳ라겨ᅀᅳ렌부ᄎᆡᆺ불휘ᄅᆞᆯ디허自ᄍᆞᆼ然연汁집을取츙ᄒᆞ야브ᅀᅳ면주근재사ᄂᆞ니라

卒死第七

千金方治卒死無脉牽牛臨鼻上二百息牛舐必瘥牛不肯舐著鹽汁塗面上牛即

肯舐가ᄀᆡ기주거脉ᄆᆡᆨ업스닐고툐ᄃᆡ쇼ᄅᆞᆯ잇거고우희다ᄒᆞᆺ二싱百ᄇᆡᆨ바ᄂᆞᆯ

숨쉬울퍼니ᄉᆈ할ᄒᆞ면반ᄃᆞ기ᄌᆞᆫᄂᆞ니라쇼옷헐티아니키든소곰므를ᄂᆞᆺᄎᆡᄇᆞᄅᆞ

면ᄉᆈᄅᆞᆯ할ᄂᆞ니라 又方馬屎絞取汁飮之無新者

水和乾者亦得 ᄯᅩᄆᆞᆯᄯᅩᇰᄋᆞᆯᄧᅡ즈블取츙ᄒᆞ야마시라새업거든므래

ᄆᆞᄅᆞ닐프러도ᄯᅩ됴ᄒᆞ니라

肘後方乾者以人溺解之 ᄆᆞᄅᆞ닌사ᄅᆞ미오조ᄆᆞ로플라 又

方炙熨斗熨兩脇下又治尸厥 ᄯᅥᄃᆞ리우릴데여두

녀블ᄋᆞᆯᄒᆞ라ᄯᅩ尸싱厥궐을고티ᄂᆞ니라 又針開使各百餘息

又灸鼻下人中 又治尸厥 ᄯᅩ 間간使ᄉᆞᆼᄅᆞᆯ 鍼짐ᄒᆞ되 一ᅙᅵᇙ

百ᄇᆡ 숨남ᄌᆞ기 ᄒᆞ고 ᄯᅩ 人ᅀᅵᆫ中듕을 ᄯᅳ다 ᄯᅩ 尸싱厥궗을 고티ᄂᆞ니라 又方

治五絶 夫五絶者 一曰自縊 二曰墻壁壓

迮 三曰溺水 四曰魘寐 五曰產婦乳絶 取

半夏一兩細下篩 吹一大豆許 內鼻中 卽

活 心下溫者 一日亦可活 ᄯᅩ 다ᄉᆞᆺ 주근 닐 고티ᄂᆞ니 ᄒᆞ나

ᄒᆞᆫ 목ᄆᆡ야 주그니오 둘ᄒᆞᆫ 담져 줄이니오 세ᄒᆞᆫ 므레 ᄲᅡ디니오 네ᄒᆞᆫ ᄀᆞ오누ᄅᆞ이나

오 다ᄉᆞᄉᆞᆫ 아기 나타가 주그니니 半반夏ᅘᅣᆼ ᄒᆞᆫ 兩랴ᇰ을 ᄀᆞᄂᆞ리 처 큰 콩낫 만ᄒᆞ닐 곳

굼긔 부러 너흐면 즉재 사ᄂᆞ니 가ᄉᆞ미 ᄃᆞᄉᆞ닌 ᄒᆞᆯ리라도 ᄯᅩ 어루 살리라

聖惠方 卒死中惡及尸厥 以綿漬好酒 手按

汁令入鼻中 幷持其手足 莫令驚動 과ᄀᆞᆯ이 주

그니와 中듕惡ᄒᆞᆨᄒᆞ니와 尸싱厥궐ᄒᆞ니ᄅᆞᆯ 소오ᄆᆞ로 됴ᄒᆞᆫ 술 저져 소ᄂᆞ로 汁집을

ᄧᅡ 곳굼긔 들에 ᄒᆞ고 손바ᄅᆞᆯ 자바 놀라디 아니케 ᄒᆞ라 又方 擣韮取

汁以灌口中 ᄯᅩ 부치ᄆᆞᆯ 디허 汁집을 取츙ᄒᆞ야 이베 브ᅀᅳ라 又方

取猪膏如雞子大 以醋一合 煮沸 灌喉中

良 ᄯᅩ 猪뎡膏곻ᄅᆞᆯ ᄃᆞᆯ기알만ᄒᆞᆫ 날 醋총 ᄒᆞᆫ 호배 글혀 모기 브ᅀᅳ면 됴ᄒᆞ니라 又

方卒死而壯熱者用白礬半斤以水二斗煮消以漬脚卽活 또 과ᄀᆞᆯ이 죽고 壯장히 熱ᅀᅧᇙᄒᆞ닐 白ᄈᆡᆨ礬뻔 半반斤근ᄋᆞᆯ 믈 두 마래 글혀 노겨 허튀ᄅᆞᆯ ᄃᆞ모면 즉재 사ᄂᆞ니라

又方用小便灌其面卽能迴語 또 小숗便뼌으로 ᄂᆞᄎᆡ ᄲᅳ리면 즉재 能능히 말ᄒᆞᄂᆞ니라

又方以雄雞頭取血以塗其面乾復塗之 또 수ᄃᆞᆯᄀᆡ 머리 버혀 피 내야 ᄂᆞᄎᆡ ᄇᆞᄅᆞ고 ᄆᆞᄅᆞ거든 다시 ᄇᆞᄅᆞ라

又方治忤打死心稍煖取葱白納於下部中及鼻中須臾卽活 또 客ᄀᆡᆨ忤ᅌᅩᆼㅣ어나 귓가시 텨 주그니 가ᄉᆞ미

져기 ᄃᆞᆺᄒᆞ닐 고툐ᄃᆡ 파ᄒᆞᆯ 밋구무와 곳굼과 녀ᄒᆞ면 아니 한ᄉᆞ이예 곤 사ᄂᆞ니라

又方治卒客忤不能言桔梗末一兩射香末一分右二味更研令匀每服二錢以溫水調下 또 과ᄀᆞᆯ이 客ᄀᆡᆨ忤ᅌᅩᆼᄒᆞ야 말 몯ᄒᆞ거든 桔길梗경ㅅ ᄀᆞᄅᆞ ᄒᆞᆫ 兩량과 射쌰香향ㅅ ᄀᆞᄅᆞ ᄒᆞᆫ 分분을 다시 ᄀᆞ라 고ᄅᆞ개ᄒᆞ야 ᄒᆞᆫ 服뽁애 두 돈곰 ᄃᆞᄉᆞᆫ 므레 프러 머기라

千金方治一切卒死炙臍中百壯 一힗切쳉 과ᄀᆞᆯ이 주그닐 고툐ᄃᆡ 빗복울 百ᄇᆡᆨ壯장ᄋᆞᆯ ᄯᅳ라

卒心痛第八 附腹痛

聖惠方治卒心痛氣悶欲絕面色靑四肢逆

冷釅醋一合 雞子一枚打破 右件相和攪勻煖過

頓飮之 과ᄀᆞ론 가ᄉᆞᆷ 알ᄑᆞ 氣킝分분이 ᄃᆞᆸ가와 주거 가ᄂᆞ 처 ᄑᆞᄅᆞ고 四ᄉᆞᆼ肢

징 ᄎᆞ닐고 됴ᄃᆡ 醋촣 ᄒᆞᆫ 홉과 ᄃᆞᆯᄀᆡ 일 ᄒᆞᆫ나ᄒᆞᆯ ᄣᆞ려 섯거 ᄀᆞᆯ오 ᄑᆞ려 ᄃᆞ시 ᄒᆞ야 다 머가

라 又方白艾二兩熟者右以水二大盞煎

至一盞去滓分爲三服稍熱服之 ᄯᅩ 흰 ᄡᅮᆨ 두 兩량

니기디 후닐 믈 두 큰 잔애 글혀 ᄒᆞᆫ 자내 니르가든 ᄌᆞᅀᆞ와 앗고 세 服뽁애 논화 져가 더

우ᄂᆞᆯ미그라

經驗良方 布裹鹽如彈丸大燒令赤溫酒化

服溫水亦得 뵈로소고ᄆᆞᆯ탄ᄌᆞ만ᄢᅳ려ᄉᆞ라븕게ᄒᆞ야ᄃᆞᄉᆞᆫ수레프라

머그라ᄃᆞᄉᆞᆫ믈도ᄯᅩᄒᆞ리라

壽域神方 草菓 玄胡索 乳香 沒藥

五靈脂各等分 右爲末每服二錢溫酒調下

草ᅕᅩᇢ菓광와玄ᅘᅯᆫ胡ᅘᅩᆼ索ᄊᆡᆨ과乳ᅀᅲᇢ香ᅘᅣᇰ과沒몯藥약과五ᅌᅩᆼ靈령脂징ᄅᆞᆯ等등分

뿐ᄒᆞ야細솅末맗ᄒᆞ야ᄒᆞᆫ服뽁애두돈곰ᄃᆞᄉᆞᆫ수레프라머기라 又方 桃

白皮煮汁宜空腹服之 또 복샹화 나못 힌 가ᄎᆞᆯ 글혀 汁즙을

空콩心심애 머그라 又方生香油半合溫服妙 또 ᄎᆞᆷ기름

半반 호블 ᄃᆞ시 ᄒᆞ야 머구미 됴ᄒᆞ니라 又方令病人當戶坐

若男病婦人與水一極飲之若女病男子

與水一極飲之用新汲水尤佳 또 病뼝人신으로 이

페 안처고 ᄒᆞ다가 남지니 病뼝커든 겨지 바 믈 ᄒᆞᆫ 자ᄂᆞᆯ 주어 머기고 ᄒᆞ다가 겨지비

病뼝커든 남지니 믈 ᄒᆞᆫ 자ᄂᆞᆯ 주어 머기라 ᄀᆞᆺ 기른 므리 더 됴ᄒᆞ니라 又以甕

一分水二分飲之亦妙 또 ᄢᅮᆯ ᄒᆞᆫ 分분과 믈 두 分분을 마쇼마

ᄯᅩ 됴ᄒᆞ나라

又方 治腹痛 細嚼石菖蒲 飮凉水送下妙 ᄯᅩ 비ᄀᆞᆯ힐고 됴ᄃᆡ 石ᄡᅧᆨ菖챵蒲뽕ᄅᆞᆯ ᄂᆞ로니 십고 ᄎᆞᆫ므를 마셔 ᄂᆞ리오미 됴ᄒᆞ니라

又方 掘地上作一小坑 以水滿坑中 熟絞取汁飮之 ᄯᅩ ᄯᅡ해 ᄒᆞᆫ 져고맛 구들 ᄑᆞ고 믈로 구ᄃᆡ ᄀᆞᄃᆞ기 븟고 니기 홍두ᅘᅧ 汁집을 取ᄎᆔᆼᄒᆞ야 마시라

又方 令人蹋其腹 溺臍中 ᄯᅩ 사ᄅᆞ미 그 비ᄅᆞᆯ 타 안쟈 빗보개 오좀 누개 ᄒᆞ라

又方 針手足十指頭出血 灸臍中七七壯 ᄯᅩ 손발 열가락 그틀 鍼짐ᄒᆞ야 피 내오 빗보귿 七칧七칧壯장ᄋᆞᆯ ᄯᅳ라

又方 治心腹

俱脹疼痛氣短欲死或已絕者 取梔子十
四枚 豉五合 以水二盞 先煮豉 取一盞半
去滓 入梔子 再煎 取一盞 去滓 服半盞 不
愈 盡服之 또 가ᄉᆞᆷ 비 다 붕만ᄒᆞ야 알ᄑᆞ고 氣킝分분아 ᄃᆞᆯ아 죽ᄂᆞ니와 사
혹ᄒᆞ마 주그닐 고됴더 梔징子ᄌᆞᆼ 열네낫과 젼국 다ᄉᆞᆺ 호ᄇᆞᆯ 물 두 잔ᄋᆞ로 몬져 젼국
글혀 ᄒᆞᆫ 잔 半반ᄋᆞᆯ 取츙ᄒᆞ야 滓징 앗고 梔징子ᄌᆞᆼ 녀허 다시 글혀 ᄒᆞᆫ 잔ᄋᆞᆯ 取츙ᄒᆞ야
즛의 앗고 半반 잔ᄋᆞᆯ 머구다 됴티 아니커든 다 머그라
又方 治卒心
腹煩滿疼痛欲死者 以熱湯浸手足 媛冷

再換 ᄯᅩ 과ᄀᆞᆯ이 가ᄉᆞᆷᄇᆡ 煩뻔滿만ᄒᆞ여 열ᄠᅡ 죽ᄂᆞ닐 고툐ᄃᆡ 더운 므레 손바ᄅᆞᆯ

ᄃᆞᆷ고 미됴ᄒᆞ니 ᄎᆞ거든 다사 ᄀᆞᆯ라 又方卒煩滿嘔逆灸乳

下一寸七壯即愈 ᄯᅩ 과ᄀᆞᆯ이 煩뻔滿만ᄒᆞ야 吐통逆역ᄒᆞ거든 ᄌᆞᆺ

아랫 ᄒᆞᆫ 寸촌을 七칧壯장을 ᄯᅳ면 즉재 됻ᄂᆞ니라 又方灸兩手大

母指內邊爪後第一紋頭各一壯又灸兩

手中指爪下一壯即愈 ᄯᅩ 두 손 엄지가락 안녁 ᄉᆞᆺ토보로셔

첫 ᄀᆞᇝ그틀 各각 ᄒᆞᆫ 壯장ᄋᆞᆯ ᄯᅳ라 ᄯᅩ 두 손 가온ᄃᆡᆺ가락 ᄉᆞᆺ톱 아래 ᄒᆞᆫ 壯장ᄋᆞᆯ ᄯᅳ면 즉재

됻ᄂᆞ니라

千金方治九種心痛取當太歲上新生槐枝
一握去兩頭㕮咀以水三升煮取一升頓
服 아홉 가짓 가ᄉᆞᆷ 알ᄒᆞᆯ 고툐ᄃᆡ 太ᄐᆡᆼ歲셰ᇰ方방앳 올히 난 회홧 가지 ᄒᆞᆫ 우훔을
두 녁 그틀 버히고 사ᄒᆞ라 믈 서 되로 글혀 ᄒᆞᆫ 되ᄅᆞᆯ 取츙ᄒᆞ야 다 머그라 又方
治卒中惡心痛 苦參三兩㕮咀以好醋一
升半煮取八合強者頓服老小分二服 ᄯᅩ 과
ᄀᆞᆯ이 中듕惡학ᄒᆞ야 가ᄉᆞᆷ 알ᄂᆞ닐 고툐ᄃᆡ 苦콩參ᄉᆞᆷ 석 兩량ᄋᆞᆯ 사ᄒᆞ라 됴ᄒᆞᆫ 醋ᄎᆞᇰ ᄒᆞᆫ
되 半반ᄋᆞ로 글혀 여ᄃᆞᆲ 호ᄇᆞᆯ 取츙ᄒᆞ야 强꺙ᄒᆞ닌 다 먹고 늘그니와 져므니ᄂᆞᆫ 둘헤

ᄂᆞᆫ 찬 머그라

又方 桂心兩 㕮咀 以水四升煮

取二升半 分二服 桂계心심 ᄒᆞᆫ 兩량ᄋᆞᆯ 사ᄒᆞ라 믈 넉 되로 글혀

ᄒᆞᆫ 되 半반ᄋᆞᆯ 取츙ᄒᆞ야 둘헤 ᄂᆞᆫ화 머그라

霍乱吐瀉第九 附沙證

經驗良方 始因飮冷 或胃寒 或失飢 或大怒

或乘舟車 傷動胃氣 令人上吐 吐不止

令人下瀉 吐瀉併作 遂成霍乱 頭旋眼暈

手脚轉筋 四肢逆冷 用藥遲緩 須臾不救

吳茱萸 木瓜 食鹽 各半兩 右三味同炒令焦先用磁瓶盛水三升煮令百沸却入前藥同煎至二升已下傾一盞冷熱隨病人意與服藥入卽醒

치서믜ᄎᆞᆫ믈마쇼몰因힌커나시혹처뮈
예ᄃᆞᆫ나기나시혹비끌커나시혹너무怒ᄒᆞᆼ커나시혹버와술위와터胃윙氣킝를
傷샹ᄒᆞ면사ᄅᆞ미우ᄒᆞ로吐통泄ᄒᆞᄂᆞ니우ᄒᆞ로吐통호몯그챠디몯ᄒᆞ면사ᄅᆞ마
아래로ᄌᆞ최예ᄒᆞᄂᆞ니吐통와ᄌᆞ최유미ᄒᆞᆫᄢᅴ니ᄅᆞ와ᄃᆞ면霍확亂롼아ᄃᆞ외야마
리횟두르며누니횟두르며손ᄇᆞᆯ히미올ᄀᆞ며四ᄉᆞᆼ肢징冷ᄂᆞ니藥약ᄋᆞᆯ더마니ᄒᆞ

면 아니 한ᄉᆞ이예 救구ᇢ티 몯ᄒᆞᄂᆞ니 吳옹
茱쓩萸융와 木목瓜광와 소곰 各각 半반
兩량ᄋᆞᆯ ᄒᆞᆫᄃᆡ 봇ᄀᆡᄂᆞᆫ게 ᄒᆞ야 몬져 沙상 瓶
뼝에 믈 서 되ᄅᆞᆯ 다마 글혀 一ᅙᅵᇙ 百ᄇᆡᆨ 번 ᄉᆞᆺ
글커든 알ᄃᆞᆺ 藥약ᄋᆞᆯ 녀하 ᄒᆞᆫᄃᆡ 글혀 두 되
예 니를어든 ᄒᆞᆫ 잔ᄋᆞᆯ 브ᅀᅥ ᄎᆞ며 더우믈 病
뼝ᄒᆞᆫ 사ᄅᆞᄆᆡ ᄠᅳ들 조차 주이 머
기면 藥약 아들 면 곤 ᄶᅢᄂᆞ니라

如倉卒無煎藥用枯白礬爲末每服一大錢百沸湯點服

ᄒᆞ다가 時씽急급ᄒᆞ야 왈 폇 藥약이
업거든 枯콩白ᄈᆡᆨ礬ᄈᆞᆫᄋᆞᆯ 細솅末맗
ᄒᆞ야 ᄒᆞᆫ 服뽁애 ᄒᆞᆫ 큰 돈ᄋᆞᆯ 一ᅙᅵᇙ 百
ᄇᆡᆨ 번 ᄉᆞᆺ 글흔 므레 프러 머기라

如無白礬只用鹽一撮醋一盞同煎至八分溫服

或塩梅醎酸等物皆可煑服 虀方本以鹹醋二物煑

ᄒᆞ다가 白ᄈᆡᆨ礬뻔이 업거든 소곰 ᄒᆞᆫ 져붐과 醋ᄎᆞᆼ ᄒᆞᆫ 잔ᄋᆞᆯ ᄒᆞᆫᄃᆡ 글혀 여ᄃᆞᆲ 分뿐에 나

르거든 ᄃᆞ시 ᄒᆞ야 머기고 시혹 소고미다 梅밍實씷이나 ᄧᆞᆫ 것과 산 것ᄃᆞᆯ히 다 어루

글혀 머굘디니라 又方 脚手轉筋 赤蓼莖葉細切

三合水四合酒二合同煎取四合分作二

溫服 ᄯᅩ 발 손 히미 옮거든 블근 엿귓 줄기와 닙과ᄅᆞᆯ ᄀᆞᄂᆞ리 사ᄒᆞ라 세 홉과 믈

너 홉과 술 두 홉과 ᄒᆞᆫᄃᆡ 글혀 네 호블 取ᄎᆞᆼᄒᆞ야 둘헤 ᄂᆞᆫ화 ᄃᆞ자ᄒᆞ야 머그라 又

方 脚轉筋 用大蒜磨脚心 令遍熱即差 ᄯᅩ 밠

하미 옮거든 ᄀᆞᆯ근 마ᄂᆞᆯ롤 밠바다해 ᄡᅵ 又
·브여 두루 덥게 ᄒᆞ면 즉재 됻ᄂᆞ니라
方治絞腸沙痛不可忍或展轉在地或起
或仆其腸絞縮在腹此是中毒之深須臾
能令人死古方名乾霍乱急用盐一兩熱
湯調灌入病人口中盐氣一到腹其痛即
定又將石沙炒令赤色冷水淬之良久澄
清水一二合服之愈 또 絞腸땽沙상ㅣ 알ᄑᆞ·몰 ᄎᆞᆷ디 몯ᄒᆞ야
시혹 ᄯᅡ해 그울며 시혹 닐며 시혹 업더디여 그 腸땽이 ·ᄇᆡ예 ᄲᅱ트러 움주쥐여 잇ᄂᆞ니

니·이毒독ᄋᆞᆯ마조미기펴아니한ᄉᆞᅀᅵ예ᄉᆞ·ᄀᆞᆺ·미·ᄌᆞᆨᄀᆡ·ᄒᆞᄂᆞ·니·녯方방文문에일후미乾간霍곽亂란이니ᄲᆞᆯ리소곰ᄒᆞᆫ兩량·ᄋᆞᆯ더·운·므레·프러病·ᄲᅧᆼᄒᆞᆫ:사ᄅᆞ·ᄆᆡ이·베브ᅀᅳ·라소곰氣킝分분이ᄇᆡ에들면그알포미·곧긋거·든·ᄯᅩ호·긴:ᄐᆞᆯ·홀·봇가ᄇᆞᆰ게ᄒᆞ·야ᄎᆞᆫ므레ᄃᆞᆷ·가안초아몰겨그·믈ᄒᆞᆫ:두호·블머·그·면:ᄐᆞᆫ·ᄂᆞ나라

葛氏備急方霍亂煩悶湊滿者用鹽納臍中

灸二七壯霍확亂란ᄒᆞ·야ᄃᆞᆸᄭᅡ·와:ᄐᆞᆼ만ᄒᆞ·닐소고·ᄆᆞᆯ·ᄇᆡᆺ보·개녀·코二ᅀᅵᆸ七칠壯장·ᄋᆞᆯ·ᄯᅳ·라

又方霍亂心腹脹痛者服乾薑屑三方寸匕

ᄯᅩ霍확亂란ᄒᆞ·야ᄀᆞᄉᆞᆷ·ᄇᆡᄐᆞᆼ만ᄒᆞ·야알ᄂᆞ·닐乾간薑강ㅅᄀᆞᆯᄋᆞᆯ

세수를 머기라 又方小蒜一升㕮咀以水三升煮
取一升頓服之 ᄯᅩ 효ᄀᆞᆫ 마ᄂᆞᆯ ᄒᆞᆫ 되ᄅᆞᆯ 사ᄒᆞ라 믈 세 되로 글혀 ᄒᆞᆫ 되ᄅᆞᆯ
取츙ᄒᆞ야 ᄯᅡ 머그라 又方生薑一斤切以水七升煮取
三升分爲三服 ᄯᅩ 生싱薑강 ᄒᆞᆫ 斤근을 사ᄒᆞ라 믈 닐굽 되로 글혀 두
되ᄅᆞᆯ 取츙ᄒᆞ야 해 ᄂᆞᆫ화 머그라 새 又方若轉筋桂半夏等
分末方寸匕水一升和服 ᄯᅩ 히미 올ᄆᆞ날 桂궹皮삐와 半
반夏ᅘᅡᆼᄅᆞᆯ 等등分분ᄒᆞ야 細솅末맗ᄒᆞ야 ᄒᆞᆫ 수ᄅᆞᆯ 믈 ᄒᆞᆫ 되예 프러 머그라 又方
生大豆屑酒和服方寸匕 ᄯᅩ ᄂᆞᆯ콩 ᄀᆞᆯᄋᆞᆯ 수레 ᄠᅳ로 되 ᄒᆞᆫ 수

를머그리 又方治霍乱吐下後大渴多飮則殺

人以黃米卽黍米五升水一斗煮之令得三

升澄淸稍稍飮之莫飮餘物也 또 霍확亂롼ᄒᆞ야 吐

토ᇰ下ᅘᅡᆼᄒᆞᆫ 後ᅘᅮᇢ에 ᄀᆞ장 목ᄆᆞᆯ라 믈 하 머그면 사ᄅᆞᆷ 주기ᄂᆞ니 기장ᄡᆞᆯ 닷 되ᄅᆞᆯ 믈 ᄒᆞᆫ 마

래 글혀 세 되ᄅᆞᆯ 取ᄎᆔᆼᄒᆞ야 ᄆᆞᆰ안초아 젹젹 먹고 다ᄅᆞᆫ 믈 먹디 마ᄅᆞᆯ디니라 又方

治霍亂轉筋垂死敗蒲席一握細剉漿水

一盞煮汁溫溫頓服 또 霍확亂롼ᄒᆞ야 히미 ᄋᆞᆯ마 죽ᄂᆞ닐 고툐

ᄃᆡ 헌 부들 지즑 ᄒᆞᆫ 우후믈 ᄀᆞᄂᆞ리 사ᄒᆞ라 漿쟝水쉉 ᄒᆞᆫ 盞잔애 글혀 汁집을 ᄃᆞ사ᄒᆞ

야다머·그·라
直指方霍亂吐瀉心腹作痛用炒塩二十椀紙
包紗護頓其胷前并腹肚上以熨斗火熨
氣透即蘇續又以炒塩熨其背霍확亂란吐·통瀉·샹
ᄒᆞ야 가ᄉᆞᆷ ·비 ·알커든 봇·ᄀᆞᆫ 소곰 두 보ᅀᆞ·ᄅᆞᆯ
죠ᄒᆡ·예 ·ᄡᆞ·고 紗상·로 ᄣᅳ·려 가ᄉᆞᆷ·과 ·ᄇᆡ·예 얹
·고 다·리우·리·로 블 다마 다·려 氣킝分분이
ᄉᆞᄆᆞ·차·면 즉자·히 ·사ᄂᆞ·니·라 ·또 봇·ᄀᆞᆫ 소·고
ᄆᆞ·로 ·등·ᄋᆞᆯ 熨ᅙᅮᇙᄒᆞ·라
聖惠方霍亂吐不止欲死生薑二兩牛糞三合右

以水三大盞煎至一盞半去滓分溫三服

霍확亂란ᄒᆞ야 吐통ᄅᆞᆯ 그치디 몯ᄒᆞ야 죽ᄂᆞ닐 生ᄉᆡᆼ薑강 두 兩량과 쇼쭝ᄊᆡ호ᄇᆞᆫ 믈 세 큰 盞잔애 글혀 ᄒᆞᆫ 盞잔 半반애 니르거든 滓ᄌᆞᆼ 앗고 ᄃᆞ사ᄒᆞ야 세 버네 머그라

經驗秘方治霍亂吐瀉丁香七枚細嚼新汲水送下如不能嚼研細冷水調下亦可

霍확亂란 吐통瀉샹ᄅᆞᆯ 고툐ᄃᆡ 丁뎡香향 닐굽 나ᄎᆞᆯ ᄂᆞ로니 삽고 ᄌᆞ가ᄅᆞᆫ 믈로 ᄂᆞ리오ᄃᆡ ᄒᆞ다가 십디 몯거든 ᄀᆞᄂᆞ리 ᄀᆞ라 ᄎᆞᆫ 므레 프러 ᄂᆞ랴옴도 ᄯᅩ 됴ᄒᆞ니라

又方

菉豆胡椒各七粒右擣爲末新汲水調服

不拘時 또 綠록豆뚷와 胡ᅘᅩᆼ椒쟣와 各각 닐굽 닐굽 나ᄎᆞᆯ 다ᄒᆡ ᄀᆞᄅᆞ ᄆᆡᆼᄀᆞ라 ᄀᆞᆺ기ᄅᆞᆫ 므레 프러 머구ᄃᆡ 時씽節졇 혜디 말라

醫方集成 薑鹽飮 治乾霍亂欲吐不吐欲瀉不瀉 鹽一兩 生薑切半兩 右同炒令色變 以水一椀 煎溫服 甚者 加童子小便一盞

薑강鹽염飮흠은 乾간霍확亂롼이 吐통코져 ᄒᆞᄃᆡ 吐통티 몯ᄒᆞ고 즈츼오져 ᄒᆞᄃᆡ 즈츼디 몯ᄒᆞᄂᆞ닐 고티ᄂᆞ니 소곰 ᄒᆞᆫ 兩량과 生ᄉᆡᇰ薑강 사ᄒᆞ로니 半반兩량ᄋᆞᆯ ᄒᆞᆫᄃᆡ 봇가 비치 다ᄅᆞ거든 믈 ᄒᆞᆫ 보ᅀᆞ로 글혀 ᄃᆞ시 ᄒᆞ야 머교ᄃᆡ 甚씸ᄒᆞ니란 아ᄒᆡ 오좀 ᄒᆞᆫ 盞잔

올조치 마기라

壽域神方霍亂已死上屋喚魂以諸治皆至而猶不差捧病覆臥之伸兩臂對以繩度兩肘尖頭依繩下夾背脊大骨空中去脊各一寸灸之百壯不治者可灸肘椎已試數百人皆灸畢卽起坐驗 霍확亂롼ᄒᆞ야 ᄒᆞ마 주거든 집

우희 올아 넉슬 브르고 여러 가짓 고툐ᄆᆞᆯ ᄒᆞ호ᄃᆡ ᄉᆞᆫ지 됴티 아니커든 病뼝ᄒᆞᆫ 닐 업뎌리와 다 누이고 두 ᄇᆞᆯᄒᆞᆯ 펴고 노ᄒᆞ로 누ᄇᆞᆯ톡 그틀 견주고 노ᄒᆞᆯ 브텨 등ᄆᆞᄅᆞᆺ ᄲᅧ를

ᄲᅧ 가·온ᄃᆡ 뷔·우고 등ᄆᆞᆯᄅᆞ·로셔 各·각 ·ᄒᆞᆫ 寸

ᄎᆞᆫ·을 百ᄇᆡᆨ 壯·장·올 ᄯᅳ·ᄃᆡ ·됴·킈 아·니ᄂᆞ·니란

肘·듛 椎뜅·를 ·ᄯᅳ·라 ᄒᆞ·마 數숭 百ᄇᆡᆨ 人ᅀᅵᆫ·을

:긔·내 요·니 :자·숨 모ᄎᆞ·면 즉재 니·러 안ᄌᆞ·나

·라 又方治絞腸沙腹痛不可忍者嘔吐泄

瀉及中暑霍亂心煩渴不省人事兼治急

心痛白礬馬糞二味不以多少擂薪水化

下去滓頓服一碗雖白礬汚却有神功無

礬亦可 ᄯᅩ 絞:꾱 腸땽 沙상ㅣ ·ᄇᆡ 알·파 ᄎᆞᆷ·디 :몯ᄒᆞᄂᆞ니·와 吐통ᄒᆞ·고 ᄌᆞ최ᄂᆞ·니

와 中듕 暑:셩ᄒᆞ·며 霍·확 亂롼ᄒᆞ·야 ᄆᆞᅀᆞ·미 煩뻔 渴:캃ᄒᆞ·야 人ᅀᅵᆫ 事ᄊᆞᆼ ᄎᆞ·리·디 :몯ᄒᆞᄂᆞ·니

닐고티고과ᄀᆞᄅᆞᆫ가ᄉᆞᆷ알ᄒᆞᆯ조쳐고·티ᄂᆞ
·니·흰·ᄡᆞᆯ와ᄆᆞᆯᄯᅩᇰ·ᄣᅵᆫ:두가·저·ᄅᆞᆯ·새·므레ᄠᅳ려
즛의:앗고ᄒᆞᆫ보ᅀᆞ:ᄅᆞᆯ:다머·그·라비록:뎌려
우·나神씬奇긩ᄒᆞᆫ功공·이잇ᄂᆞ·니ᄡᆞᆯ:업샤
도·ᄯᅩᄒᆞ·라·라 又方用收蠶子的舊紙一幅務要
丟蠶子潔淨燒灰爲末用熱酒調服立效
·ᄯᅩ누·에ᄢᅵ난죠·히ᄒᆞᆫ張댱ᄋᆞᆯ누·에ᄢᅵᄅᆞᆯ조
ᄒᆡ:업게ᄒᆞ·고·지ᅀᆞ라細솅末맗·ᄒᆞ·야더운
술·로ᄠᅳ려머·그·면 又方治急肚痛絞腸沙
·즉자·히됸·ᄂᆞ니·라
用火乾猪糞一塊如指頭大用砂仁二箇
碾爲末白湯調服妙·ᄯᅩ과ᄀᆞᆯ이ᄇᆡ알ᄂᆞᆫ絞
ᄁᅸᇢ腸땽沙상ᄅᆞᆯ고·툐

뒤오래ᄆᆞᄅᆞᆫ도ᄐᆡ똥ᄒᆞᆫ무저기숤가락만ᄒᆞ니와縮슉砂상두나ᄎᆞᆯᄀᆞ라細셰末맗ᄒᆞ야더운므레프러마구미됴ᄒᆞ니라

尸厥第十

經驗良方其證奄然死去四肢逆冷不省人事腹中氣走如雷鳴 焰焇半兩 硫黃一兩 右細研如粉分作三服每服用好舊酒一大盞煎覺焰起傾於盞內蓋著溫灌與服如人行五里又進一服不過二服即醒兼灸

頭上百會穴四十九壯兼臍下氣海丹田

三百壯覺身體溫暖卽止 그 證징이 믄득 죽거든 四ᄉᆞᆼ肢

징 ᄎᆞ고 人ᅀᅵᆫ事ᄊᆞᆼ ᄎᆞ리디 몯ᄒᆞ고 ᄇᆡ 안해 氣킝分분이 ᄃᆞᆺ노다 올애 곤ᄒᆞ니 熱ᅀᅧᇙ煩

쑹 半반兩량과 硫률黃황ᄒᆞᆫ 兩량을 ᄀᆞᄂᆞ리 粉분ᄀᆞᄐᆞ ᄀᆞ라 세 服뽁애 ᄂᆞᆫ화 ᄒᆞᆫ 服뽁

애 됴ᄒᆞᆫ 무근 술 큰 ᄒᆞᆫ 잔애 글혀 焰염硝숗ㅣ 나려 나거든 잔애 브서 ᄃᆞᆸ고 ᄃᆞᄉᆞᄒᆞ야

브ᅀᅥ 머기고 사ᄅᆞ미 五옹里링 예 갈만 ᄒᆞ야 ᄯᅩ ᄒᆞᆫ 服뽁올 머기면 두 服뽁애 넘디 아

니ᄒᆞ야 즉재 ᄭᆡᄂᆞ니 머릿 百빅會횅穴ᅘᅧᇙ 올 四ᄉᆞᆼ十씹九궁壯장올 ᄯᅳ고 臍쪵下ᅘᅡᆼ

와 氣킝海ᄒᆡᆼ와 丹단田뗜올 三삼百빅壯장올 ᄯᅥ 모미 덥거든 말라

如無前

藥用附子重七錢許炮熟去皮臍爲末分
作二服每服用酒三盞煎至一盞溫服 알ᄑᆡᆺ
藥약이업거든附뿡子ᄌᆞᆼ므긔닐굽돈남
ᄌᆞᆺᄒᆞ닐炮뽕ᄒᆞ야나겨겇과빗보ᄀᆞᆯ앗고
細솅末맗ᄒᆞ야ᄂᆞᆫ화두服뽁애ᄆᆡᇰᄀᆞ라ᄒᆞᆫ
服뽁애술세잔ᄋᆞ로글혀ᄒᆞᆫ잔애니르거
든ᄃᆞ시ᄒᆞ야머기라 又無附子用生薑自然汁半盞
酒一盞煎百沸倂灑二服 ᄯᅩ附뿡子ᄌᆞᆼ업거든生ᄉᆡᇰ薑강
自ᄍᆞᆼ然연汁집半반잔을술ᄒᆞᆫ잔ᄋᆞᆯ글혀
一ᅙᅵᇙ百ᄇᆡᆨ번솟글커든조쳐브ᅀᅩ다두服
뽁애ᄒᆞ라

聖惠方治尸厥脉動而無氣氣閉不通故正
如死聽其耳中循循有如嘯聲而股內暖
者是也不治三日當死宜服朱砂丸 朱
砂細研 雄黃細研 附子各三分炮裂去皮臍 桂心一兩 巴
豆二十枚去皮心研 右件藥擣羅爲末入研了藥
令匀煉蜜和丸如麻子大每服不計時候
以粥飲下五丸不知更下二丸若利多則
止之 尸싱厥궗을 고툐ᄃᆡ 脉ᄆᆡᆨ이 뮈유ᄃᆡ 氣킝分분 업ᄉᆞ며 氣킝分분이 마켜

通통티몯ᄒᆞᆯᄉᆡ正졍히주그니곧ᄒᆞ니그귀
예드ᄅᆞᆺ뒤僃숑僃숑ᄒᆞ야픈랍소리ᄀᆞᆮ고
다리안히더우니이나고티디아니ᄒᆞ면
사ᄋᆞᆯ마내죽ᄂᆞ니朱쥬砂상丸ᅘᅪᆫᄋᆞᆯ머굼
뎌나朱즁砂상ᄅᆞᆯᄀᆞᄂᆞ리ᄀᆞᆯ오雄훙黃ᅘᅪᇰ
온ᄀᆞᄂᆞ리ᄀᆞᆯ오附뿡子중ᄅᆞᆯ各각三삼分
분을炮뽛ᄒᆞ야ᄲᅥ혀것과빗보골잣고桂
궹心심ᄒᆞᆫ麝쌍半반과巴방豆뚷ᄉᆞᆺ믈ᄂᆞ
ᄒᆞᆯ것과소볼앗고ᄀᆞ라이藥약을ᄀᆞ라細
솅末맗ᄒᆞ고몬져ᄀᆞᄅᆞᆯ藥약ᄋᆞᆯ녀허끌오
섯거煉련ᄒᆞᆫ卑레丸ᅘᅪᆫ지소ᄃᆞ열ᄡᅵ만개
ᄒᆞ야머규ᄃᆡ時씽節졇혜ᄃᆞ마오粥죽ᄆᆞ
ᄃᆡ다ᄉᆞᆺ丸ᅘᅪᆫᄋᆞᆯᄂᆞᄅᆞ오고아다몯거든다
시두丸ᅘᅪᆫᄋᆞᆯᄂᆞ리ᄋᆞᆯᄆᆞᄂᆞ즈쳐요믈ᄒᆞᄒᆞ
아ᄃᆞᆫ그
칙라

葛氏備急方尸蹷之病卒死而脉猶動灸鼻
人中七壯又灸陰囊下去下部一寸百壯
若婦人灸兩乳中間又云爪刺人中良久
又針人中至齒立起尸싱厥궗人病뼝이 과골이 주구되 脉믹
이 ᄉᆞᆫ지 動똥ᄒᆞᄂᆞ니 人신中듕을 七칧壯
장ᄋᆞᆯ ᄯᅳ고 ᄯᅩ 陰음囊낭 아래 밋 굼그로서
ᄒᆞᆫ 寸촌ᄋᆞᆯ 百ᄇᆡᆨ 壯장ᄋᆞᆯ ᄯᅳ라 ᄒᆞ다가 겨지
비어든 두 젓 ᄀᆞ온ᄃᆡ ᄯᅳ라 ᄯᅩ 人신中듕을
손토보로 오래 ᄧᅵᆯ어시며 ᄯᅩ 人신中듕을
針짐ᄒᆞ야 니예 다ᄃᆞᆮ게 ᄒᆞ면 즉자히 니ᄂᆞ
니라 又方菖蒲屑納鼻兩孔中吹之令人以

桂屑着舌下 ᄯᅩ 菖챵蒲뽕ㅅ ᄀᆞᆯᄋᆞᆯ 두 곳굼긔 녀코 블오 사ᄅᆞ마 桂궹皮삥ㅅ ᄀᆞᆯᄋᆞ로 혀 아래 ᄇᆞᄅᆞ라 又方 熨其兩脇下 取竈中墨如彈丸 漿水和飮之 須臾三四 ᄯᅩ 두 녀블 熨ᅙᅮᇙᄒᆞ고 브ᅀᅥ빗 검듸영을 彈딴子ᄌᆞᆼ 만ᄒᆞ닐 가져 漿쟝水쉉예 프라 미교ᄃᆡ 아니 한 ᄉᆞᅀᅵ예 서너 번 ᄒᆞ라 又方 針百會入三分補之 又針足大指甲下內側去甲三分 又足指甲上各入三分 ᄯᅩ 百ᄇᆡᆨ會ᅘᅫᆼ롤 針짐ᄒᆞᄃᆡ 三삼分뿐이 들에 ᄒᆞ야 補봉ᄒᆞ고 ᄯᅩ 밠 엄지가락 톱 아래 안녁 겨틀 토ᄇᆞ로셔 三삼分뿐만 ᄒᆞᆫ ᄃᆡ 針짐ᄒᆞ고 ᄯᅩ 밠톱 우흘

谷과 各각 三삼 分·뿐 ·이 ·들·에 針짐ᄒᆞ·라 又方灸膻中穴二十

八壯 또 膻션中듕穴혏을 二ᅀᅵᆼ 十·씹八·밣壯·장·을 ·ᄯᅳ·리

纏喉風喉閉第十一 喉腫 舌腫 失音附

經驗良方其證先兩日胷膈氣緊取氣短促

驀然咽喉腫痛手足厥冷氣閉不通須刻

不治 巴豆 七粒三生四熟生者去殼生研熟者去殼燈上燒存性

雄黃一塊 如皂角子大透明者細研 鬱金一箇 蟬肚者研爲末

右三味研末每服半字用茶清兩呷許調

下口噤咽塞用小竹管納藥吹入喉中須臾吐利卽醒 그 證징이 몬져 이트ᄅᆞᆯ 가ᄉᆞᆷ 氣킝分분이 답답ᄒᆞ야 氣킝分분을 取츙호미 더르고 ᄌᆞᆺ다가 믄득 로기 븟고 손ᄲᅡ라 ᄎᆞ고 氣킝分분아 마가 通통티 몯ᄒᆞᄂᆞ니 아니 한 ᄉᆞ시예 고티디 몯ᄒᆞᄂᆞ니라 巴방豆뚷 닐굽 나ᄎᆞ로 세ᄒᆞᆫ 生ᄉᆡᇰ이오 네ᄒᆞᆫ 니겨 生ᄉᆡᇰ으란 거피 밧겨 ᄀᆞᆯ오 니그니란 거피 밧기고 두잣 브레 ᄉᆞ로ᄃᆡ 性셩이 잇게 ᄒᆞ라 雄ᅘᅲᇰ黃ᅘᅪᇰ ᄒᆞᆫ 무저기 皂쪼ᇢ角각 ᄡᅵ만ᄒᆞ나 ᄉᆞᄆᆞᆺ 블ᄀᆞ닐 ᄀᆞᄂᆞ리 ᄀᆞᆯ라 鬱ᅙᅮᇙ金금 ᄒᆞᆫ 낫 ᄆᆡ야ᄆᆡ ᄇᆡ 곧ᄒᆞ닐 細솅末맗ᄒᆞ야 세 가지 마술 ᄀᆞ과 細솅末맗ᄒᆞ이 半반字쫑ᄅᆞᆯ 머교ᄃᆡ 첫 믈 두 머굼만 ᄒᆞᆫ ᄃᆡ ᄭᅳ러 ᄂᆞ리오라 입마고 믈 오모기 마

고 븟거든 져근 대롱애 藥약ᄋᆞᆯ 녀허 목안해 볼면 아나 ᄒᆞᆫ ᄉᆞᅀᅵ예 ᄯᅩ 湯탕ᄒᆞ고 ᄌᆞ최면 ᄭᅳᆫ셰ᄂᆞ나라

如無前藥用川升麻四兩剉碎水四椀煎一椀灌服 ᄒᆞ다가 앏ᄑᆡᆺ 藥약이 업거든 川쳔升싱麻망 넉 兩량ᄋᆞᆯ 사ᄒᆞ라 믈 네 보ᅀᆞ애 ᄒᆞᆫ 보ᅀᆞ ᄃᆞ와애 글혀 브ᅀᅳ라

又無川升麻用皂角三挺挼碎接一盞灌服或吐或否吐即安 ᄯᅩ 川쳔升싱麻망 업거든 皂ᅏᅩᇢ角각 세 줄결 ᄯᅩ드려 봇아 ᄒᆞᆫ 자ᄂᆡ 프러 브ᅀᅳ라 시혹 吐통거나 시혹 生ᄉᆡᆼ디 아니커나 즉재 便뼌安ᅙᅡᆫᄒᆞᄂᆞ니라

朱氏集驗方吹喉散治咽喉腫痛 朴硝四兩

別研 訶草生一兩末 右研勻每用半錢乾擦喉如
腫甚用竹管子吹入喉中爲佳 吹췽喉흫散산은 목
브ᅀᅳ닐고 티ᄂᆞ니 朴박硝숑 넉兩량올 各
각別볋히 ᄀᆞᆯ오 甘감草총 ᄒᆞᆫ兩량올 生싱
ᄒᆞ닐 細솅末맗ᄒᆞ야 ᄀᆞ라 ᄀᆞᆯ아 半반돈올
모ᄅᆞ닐 모ᄀᆡ 블로다 브ᅀᅮ미 甚씸커든 ᄃᆡ
롱ᄋᆞ로 부러 목 안해
ᄃᆞ류미 됴ᄒᆞ니라
經驗秘方治懸癰暴腫 白礬 鹽 右等分
爲末以筯頭點少許在懸癰上 목져지과ᄀᆞᆯ이 브ᅀᅳ
닐고 됴티 白ᄈᆡᆨ礬뻔과 소곰과ᄅᆞᆯ 等둥分
분ᄒᆞ야 細솅末맗ᄒᆞ야 젓가락 그테 ᄶᅵ기

무려 목젓우희 ᄇᆞᄅᆞ라 又方 乾薑半夏等分爲末以
少許著舌下 또 乾간薑강과 半반夏ᅘᆞᆼᄅᆞᆯ 等등分분ᄒᆞ야 細솅末맗ᄒᆞ
야 져기 혀 아래 녀ᄒᆞ라 又方 一字散 主喉痺氣塞不
通欲死者 雄黃一分別研 蝎梢七枚 猪牙皂角
七鋌 白礬生研一錢 藜蘆一錢 右細末每用一字吹
入鼻中須臾即吐效 또 一힗字ᄍᆞᆼ散산은 모기 브ᅀᅥ 氣킝分분
이 아가 通통티 몯ᄒᆞ야 죽ᄂᆞ닐 主즁ᄒᆞᄂᆞ니 雄ᅘᅮᆼ黃ᅘᅪᆼ ᄒᆞᆫ 分뿐ᄋᆞᆯ 各각 別뼗히 ᄀᆞᆯ오 蝎
헗梢ᄉᆞᇢ 닐곱 낫과 皂쫗角각 닐곱 鋌뗭과 白ᄈᆡᆨ礬뻔 生ᄉᆡᆼᄒᆞ닐 ᄀᆞ라 ᄒᆞᆫ 돈과 藜롕蘆

롱ᄒᆞᆫ 돈과 ᄅᆞᆯ 細솅末맗ᄒᆞ야 ᄒᆞᆫ 字ᄍᆼ ᄅᆞᆯ 곳곰ᄀᆡ 부러 나ᄒᆡ 견추믈 吐통ᄒᆞ면 됴ᄂᆞ니라

又方喉閉深腫連頰吐氣數名馬喉閉馬銜鐵具右用水三盞煮一盞溫服又蒜塞耳鼻中

ᄯᅩ 모기 막고 ᄀᆞ장 브ᅀᅥ ᄲᅢ매 닛고 氣킝分분을 吐통ᄒᆞ미 ᄌᆞᄌᆞ면 일후미 ᄆᆞᆯ목브수미니 馬망銜ᅘᅠᆷ쇠 ᄒᆞ나ᄒᆞᆯ 믈 세 잔ᄋᆞ로 ᄒᆞᆫ 잔 ᄃᆞ외 글혀 ᄃᆞ시 ᄒᆞ야 머기라 ᄯᅩ 마ᄂᆞ ᄅᆞᆯ 귀와 고해 고ᄌᆞ라

又方如聖散治舌腫喉痺

川芎 桔梗 薄荷葉 甘草 盆硝各分等

右爲細末每用一錢乾摻ᄎᆞᆷ如ᅀᅧᆼ聖

셧 散산은 혀 븟고 목 브ᅀᅳ닐 고티ᄂᆞ니 川쳔芎쿵과 桔겷梗경과 薄팍荷행人납과

甘감草ᄎᆞᇢ와 盆뽄硝숗와ᄅᆞᆯ 等등分분ᄒᆞ·야 細솅末맗ᄒᆞ·야 ᄒᆞᆫ 돈곰 ᄆᆞᄅᆞ 날 ᄇᆞᄅᆞ라

又方舌忽腫硬塞悶百草霜食鹽等分井

水調塗舌上卽安 ᄯᅩ 혜 忽홇然션히 보ᄡᅥ 세왼고 답답ᄒᆞ거든 百

빅草ᄎᆞᇢ霜상과 소곰과ᄅᆞᆯ 等등分분ᄒᆞ·야 우믈므레 프라 혀에 ᄇᆞᄅᆞ면 즉재 便뼌安

ᅙᅡᆫᄒᆞ·ᄂᆞ니라

直指方白藥散治喉中熱塞腫痛散血消痰

白藥 朴硝等分 右爲末以小管子吹入喉

白ᄈᆡᆨ藥약散산은 목안히 더위마고 브스
닐고 ·티ᄂᆞ·니 ·피ᄅᆞᆯ 슬·며 痰땀·을 노·가ᄂᆞ·니
·라 白ᄈᆡᆨ藥약·과 朴팍硝숗ᄋᆞᆯ 等등分분·ᄒᆞ
·야 細솅末말·ᄒᆞ·야 :져근 대롱·ᄋᆞ로 부러 모
기:녀 ᄒᆞ·라

衛生易簡方 纏喉風及喉痺用蠶退紙燒灰存
性煉蜜丸如雞頭大含化嚥津 纏뎐喉ᅘᅮᇢ風봉과 목
브스닐 누에ᄣᅵ난 죠·히ᄅᆞᆯ ᄉᆞ로·ᄃᆡ 性셩이 잇게·ᄒᆞ·야 煉련·ᄒᆞᆫ ᄢᅮᆯ래 丸ᅘᅪᆫ·ᄋᆞᆯ 지ᅀᅩ·ᄃᆡ 雞
곙頭ᄄᆞᇢ實씷·만·ᄀᆡ·ᄒᆞ·야 ·머구머 노겨 ᄎᆞᆷᄉᆞᆷ·기·라 纏뎐喉ᅘᅮᇢ風봉·은 과·ᄀᆞᄅᆞᆫ 목ᄃᆞᆨ사·라

又方 纏喉風氣不通 雄黃一塊 新汲水磨

急灌吐即差 또 纏뗜喉ᅘᅮᇢ風봉에 氣킝分분이 通통티 아니커든 雄ᅘᅮᇰ

黃ᅘᅪᇰᄒᆞᆫ 무지글 새 므레 ᄀᆞ리 ᄲᅥᆯ리 브ᅀᅥ 마홍ᄒᆞ면 즉재 됸ᄂᆞ나라 又方治

咽喉腫閉 甘草 白礬等分 右爲細末每

以半錢許入口中津液嚥下 또 모기 브ᅀᅥ 마ᄀᆞ 닐고 ᄃᆞ

ᄃᆡ 甘감草ᄎᇢ와 白ᄈᆡᆨ礬뻔과ᄅᆞᆯ 等등分분 ᄒᆞ야 細솅末맗ᄒᆞ야 半반돈 남ᄌᆞ샤 입안

해 녀허셔 추므로 ᄂᆞ리오라.

聖惠方咽喉閉不通 硇砂 馬牙硝等分 右

細研令勻用銅筯頭於水中蘸令濕搵藥

救急方上 四十五

末點於咽喉中 모기 마가 通통티 아니ᄒᆞ닐 硼붕砂상와 馬망牙앙硝쇼와 等등分분ᄒᆞ야 ᄀᆞᄂᆞ리 ᄀᆞ라 고ᄅᆞ게 ᄒᆞ야 ᄂᆞᆺ졋 그트로 므레 저져 藥약ᄋᆞᆯ 무티 목안해 다ᄀᆞ라

又方 咽喉閉塞口噤雄雀糞細研每服半錢以溫水調灌 ᄯᅩ 모기 막고 입 ᄲᅥ리디 몯ᄒᆞ닐 수재ᄯᅩᇰᄋᆞᆯ ᄀᆞᄂᆞ리 ᄀᆞ라 半반돈ᄋᆞᆯ ᄃᆞᄉᆞᆫ 므레 ᄠᅳ러 브ᅀᅳ라

又方 咽喉生穀賊若不急治亦能殺人用針刺破令黑血出後含馬牙硝一小塊子嚥津即差 ᄯᅩ 모기 穀곡賊쯕이 나거든 時씽急급히 고티다 아니ᄒᆞ면 ᄯᅩ 能능히 사ᄅᆞᄆᆞᆯ 주기ᄂᆞ

니針짐으로히리기믈피나게ᄒᆞ고馬망牙ᅌᅡᆼ硝ᄉᆖᇢᄒᆞᆫ쪄근무저글미두미추믈ᄉᆞᆷ시면즉재돋ᄂᆞ니라穀곡賊쯕온穀곡食씩에몸내ᄧᅳᆫ이사기론고시ᄡᆞᆯᄒᆞᆫ기시니몰라ᄇᆞᆺ리라머고면목안히브ᅀᅥ通통디아니ᄒᆞᄂᆞ니일후믈목안해穀곡賊쯕나다ᄒᆞᄂᆞ니라

又方以馬牙硝細研綿裹半錢含化嚥津以差爲度

ᄯᅩ馬망牙ᅌᅡᆼ硝ᄉᆖᇢᄅᆞᆯᄀᆞᄂᆞ리ᄀᆞ라半반돈올소오매ᄡᅦ려머구머노겨춤ᄉᆞᆷ쇼ᄃᆡ됴ᄒᆞᆯᄭᆞ장ᄒᆞ라

又方咽喉腫痛語聲不出豉半升以水二大盞煎至一大盞去滓分爲二服相繼稍熱服之令有汗

出即差 ᄯᅩ 목브ᅀᅥ 소리 나디 아니커든 젼국 半반 되를 믈 두 큰 잔ᄋᆞ로 글혀 ᄒᆞᆫ 큰 잔애 니르게든 滓ᄌᆡᆼ 앗고 두 服뽁애 ᄂᆞᆫ화 서르 니ᅀᅮ ᄣᅧ기 溫개 ᄒᆞ야 머·게 ᄉᆞᆷ·나게 ᄒᆞ면 곧 ᄯᆞᆷ ᄂᆞ나라

壽域神方 舌忽脹出口外 雞冠上刺血 盛磁盞 盛浸舌 就嚥下 即縮 혜 과ᄀᆞᆯ이 부·러 ·나 입 밧긔 ·나거·든 ᄃᆞᆰ·기 ᄲᅧ 츨 ᄲᅳᆯ·어 피 내야 沙상 盞잔·애 담·고 혀를 ᄃᆞᆷ가 셔 ᄉᆞᆷᄭᅡ면 즉재 옴쳐 드ᄂᆞ나라

骨鯁第十二

醫方集成 治骨鯁入喉 縮砂 甘草 各等分

右爲末絹囊少許噙之旋旋嚥津久之隨

痰出 ᄲᅧ모ᄀᆡ거늘고툐ᄃᆡ縮슉砂상와甘 감草ᄎᆞᇢᄅᆞᆯ等등分분ᄒᆞ야細솅末맗

ᄒᆞ야소오마져기ᄡᅳ려머구머져젹ᄎᆞᆷ ᄉᆞᆷᄭᅵ면오라면痰땀조ᄎᆞ나ᄂᆞ니라 又

方野紵根洗淨不以多少搗爛如泥每用

龍眼大如被雞骨所傷以雞糞化下如被

魚骨所傷以魚糞汁化下 ᄯᅩ모싯불휘ᄅᆞᆯ 조히시서디허ᄒᆞ

ᄃᆡ니근ᄒᆞᆰᄀᆞ티ᄒᆞ야龍룡眼안만ᄒᆞ니ᄅᆞᆯ ᄃᆞᆯᄀᆡᄲᅧ에傷상커든ᄃᆞᆰ湯탕ㅅ즈브로ᄂᆞ

리오고고깃ᄲᅧ에傷상커든生싱 鮮션湯탕ㅅ즈브로ᄂᆞ리오라

救急方上 四十七

經驗良方治骨硬不下先嚼白茯苓一錢重

次以白礬湯嚥下ᄲᅧ거려ᄂᆞ리디아닌ᄂᆞ날고툐ᄃᆡ몬져白뻑茯

뽁苓령ᄒᆞᆫ돈ᄋᆞᆯ삽고베거白뻑礬뻔湯탕으로ᄂᆞ리오라又方治魚骨

用白膠香細細呑下ᄯᅩ믈고깃ᄲᅧ걸우닐고툐ᄃᆡ白뻑膠ᄀᆞᇢ香

향을젹젹ᄉᆞᆷᄭᅧᄂᆞ리오라又方皂角少許吹入鼻ᄯᅩ皂쫗角

각을ᄌᆡ기곳굼ᄀᆡ부러녀ᄒᆞ라又方口念鸕鷀鸕鷀立愈

ᄯᅩ이베鸕롱鷀쫑鸕롱鷀쫑ᄒᆞ야念념ᄒᆞ면즉재됴ᄂᆞ니라鸕롱鷀쫑ᄂᆞᆫ가마오디

라

朱氏集驗方治食鯉魚骨硬貫衆不以多少濃煎汁一盞半分三服幷進連服三劑鯉링魚엉ㅅ ᄢᅧ 걸우닐 고툐ᄃᆡ 貫관衆즁ᄋᆞᆯ 두터이 글혀 즈블 ᄒᆞᆫ 잔 半반ᄋᆞᆯ 세 服뽁애 ᄂᆞᆫ화 다 머구ᄃᆡ 닛우 세 劑졩ᄅᆞᆯ 미킈라

又方巧匠取喉鉤將蠒剪如錢大用物搥四面令軟以油潤之仍中通一竅先穿上鉤線次穿數珠三五枚令兒正坐開口漸添引數珠捺之到喉覺至繫鉤處乃以向下一推其鉤自下而脫

即向上急出之見買錢向下裹定鉤線鬢

而出並無所損 ᄯᅩ 工꽁巧쿃ᄒᆞᆫ 匠쨩人ᅀᅵᆫ ·아어·히 모·기 :긴 나·ᄉᆞᆯ 아·소

·ᄃᆡ 고·ᄐᆡ를 ᄃᆞ·ᄀᆞ·ᄐᆡ ·ᄇᆞ리·고 :네面·면을 ᄯᅮ·ᄃᆞ려 보·ᄃᆞ랍·게 ᄒᆞ·고 가ᄅᆞ므·로 저·지·고 가·온

·ᄃᆡ ᄒᆞᆫ 구무 돌·워 몬·져 :낛 긴·헤 :ᄢᅦ·오 버·거 念·념珠즁 :세 다ᄉᆞᆺ :나·ᄎᆞᆯ ᄢᅦ·오 아·ᄒᆡ·도 바ᄅᆞ 앉

·고 ·입 ·버·리게 코 ·졈:졈 念·념珠즁를 ·뎌미·러 모·기 다ᄃᆞᆮ·게 ᄒᆞ·야 :낛 ᄆᆡ욘 ᄃᆡ니·ᄂᆞᆫ ·가ᄉᆡ 브

거·늘 아·래로 ᄒᆞᆫ 번 미니 그 낙시 ·졔 ᄂᆞ·려 버·셔·디거·늘 ·ᄌᆞᆨ재 우·ᄒᆞ로 時ᄽᅵᆼ急·급·히 :내·오

고·ᄐᆡ·롤 보·나 아래로 낙줄와 낛 미·ᄂᆞ·ᄅᆞᆯ ᄡᅳ·러·나·ᄀᆞᆯ :헌 ᄃᆡ ·업·더·라

聖惠方治食魚骨鯁以漁網燒灰細研水調

服一錢 又方 以魚網覆頭立下 믌고기먹다가ᄲᅧ걸
우닐고·도ᄃᆡ고깃·그므·를ᄉᆞ라ᄀᆞᄂᆞ·리ᄀᆞ라ᄒᆞᆫ돈ᄋᆞᆯ므레프러머그라ᄯᅩ고깃그므
를머·리·예두프면즉제ᄂᆞ·리ᄂᆞ니·라 又方 含氷獺骨立出或
爪亦得 ᄯᅩ水슁獺ᄐᆞᇙ의ᄲᅧ·를머구머시면즉재나ᄂᆞ·니시·혹ᄇᆞᆯ톱·도·ᄯᅩᄒᆞ·리
·라 又方 以牛筋氷浸細擘以線繫如彈子
大持線端吞之入喉至哽處徐徐引之鯁
着筋即出 ᄯᅩᄉᆈ히·믈므레ᄃᆞᆷ가ᄀᆞᄂᆞ리ᄣᅧ·야·실·로·미·요·ᄃᆡ彈ᄄᆞᆫ子ᄌᆞᆼ만·케
ᄒᆞ·야실그틀잡고ᄉᆞᆷᄶᅧ모·ᄀᆡ드려ᄢᅵ연ᄃᆡ니르거든ᄌᆞᄂᆞᄌᆞᄂᆞ기ᄃᆞᆼ·기면ᄲᅧ·하매바

켜 즉재 나ᄂᆞ니라 又方以虎糞或狼糞燒灰細研以水調一錢服之 ᄯᅩ 버믜 ᄯᅩᇰ이나 시혹 일희 ᄯᅩᇰ이나 ᄉᆞ라 ᄀᆞᄂᆞ리 ᄀᆞ라 ᄒᆞᆫ 돈ᄋᆞᆯ 므래 프러 머그라 又方以虎骨或狸骨擣細羅爲散以水調一錢服之 ᄯᅩ 버믜 ᄲᅧ나 시혹 ᄉᆞᆳ괴 ᄲᅧ나 디허 ᄀᆞᄂᆞ리 게 ᄒᆞᆫ 돈ᄋᆞᆯ 므래 프러 머그라 又方以硇砂半錢口中嚼嚥之立下 ᄯᅩ 硇뇨ᇰ砂상 半반 돈ᄋᆞᆯ 이베 시버 ᄉᆞᆷᄭᅵ면 즉재 ᄂᆞ리ᄂᆞ니라 又方治誤吞鉤若線猶在手中者莫引之但急以珠璫若薏苡子輩穿貫

著線稍稍令推至鉤處小小引之則出 ᄯᅩ 낙
솔그르ᅀᅳᆷ세닐고됴ᄐᆡᄒᆞ다가긷헤소내 잇ᄂᆞ닌동긔다ᄆᆞᆯ오ᄲᅧᆯ라구ᅀᆞ라ᄡᅡ올ᄆᆡ
나긷헤ᄢᅦ어졈졈미러낙새다돈 게ᄒᆞ고젹젹ᄃᆞᆼᄀᆡ면나ᄂᆞ니라 又方以
琥珀珠著線貫之推令前入至鉤又復推
以牽引出矣或水精珠亦佳無珠諸堅實
物磨令滑作孔用之 ᄯᅩ琥홍珀픽구스를 긷헤ᄢᅦ여마러낙새
다돈게ᄒᆞ고ᄯᅩ미러혀면나ᄂᆞ니라시혹 水슝精졍도ᄯᅩ됴ᄒᆞ니구슬업거든구든
거슬ᄀᆞ라ᄆᆡᆺᄆᆡᆺ게ᄒᆞ 야구무들워ᄡᅳ라 又方治誤呑針以上

好磁石如小彈子大含之即出 ᄯᅩ 바ᄂᆞᆯ ᄉᆞᆷᄭᅵ닐 고툐ᄃᆡ 됴ᄒᆞᆫ 指징南남石셕이 져근 彈딴子ᄌᆞᆼ만ᄒᆞ닐 머구머 시면 ·즉재 나ᄂᆞ니·라

經驗秘方治誤吞錢百部根四兩酒一升浸

一宿溫作二服 돈 그르 ᄉᆞᆷᄭᅵ닐 고툐ᄃᆡ 百·ᄇᆡᆨ部뽕根ᄀᆞᆫ ·넉 량ᄋᆞᆯ 술 ᄒᆞᆫ 되예 ᄒᆞᄅᆞᆺ 바ᄆᆞᆯ ᄃᆞᆷ가 ᄃᆞ사 ·ᄒᆞ·야 두 버·내 머·그·라

又方服清蜜二盞 ᄯᅩ 清청蜜밇 두 잔ᄋᆞᆯ 머·그·라

又方濃煎艾湯一二盞飲之 ᄯᅩ ᄡᅮᆨ글 두터이 글·혀 ᄒᆞᆫ 두 ·자ᄂᆞᆯ 머·그·라 又方治誤吞針釘

鉤子魚骨雜物多食肥羊脂肉及諸肉必

自裏出쓰바놀·와몰과낛과고깃쎠외雜짬거슬·그르·숨새날고됴딗진·羊

양·이기름과고기와여러가짓고·기·룰잔히머그면절로빠러나·니라又方

木炭爲細末每服一錢冷水調下頓服自

然裏於太便中出쏘숫글細솅末맗ᄒᆞ야흔돈올츤므레프라ᄯᅡ

머그면自쫑然션히大땡便뼌애ᄲᅥ러나·니라

衛生易簡方治一切骨鯁用朴硝噙化一힗切쳉

ㅅ쎠걸우닐고됴딗朴팍硝숑롤마구머노기라又方用雞蘇朴

硝等分如彈子大仰卧噙化三五丸即愈

ᄯᅩ蓽빙蘇송와朴팍硝숑를等등分분ᄒᆞ·야彈딴子ᄌᆞᆼ·만ᄒᆞ·날ᄌᆞᆺ바·두·어ᄡᅡ·다ᄉᆞᆺ바

늘머구머·노기·면·즉재ᄌᆞᆫᄂᆞ니·라

壽域神方 治諸骨鯁 用不蛀皂角一片搥碎

作四截 銚內炒令焦黑 酸米醋一盞澆之

用碗覆一茶久 取出放溫 漱嚥下 여러가짓·ᄲᅧ걸

우·늘·고툐ᄃᆡ벌에먹·디아·니ᄒᆞᆫ皂조角·각ᄒᆞᆫ·편·을ᄯᅡ·드·려네헤·그·치·새·용안·해봇·가

·검·게ᄒᆞ·고싄초ᄒᆞᆫ잔·ᄋᆞᆯ븟·고보ᄉᆞ로두·펴ᄒᆞᆫ차다·ᄅᆞᆯᄉᆞ·시·만커·든ᄂᆡ·여ᄃᆞ시·ᄒᆞ·야:양

지ᄒᆞ·야ᄉᆞᆷ·ᄭᅧ·라 又方 用覆盆子根 取淨洗 釅醋煎

礶煎濃汁用紙盖礶口留一孔令患人開

口置孔熏一二時久骨自下 또 覆폭盆뿐子ᄌᆞᆼㅅ 불휘

를 조히 시서 초로 딜湯탕礶관애 즙이 두텁게 글혀고 죠ᄒᆡ로 湯탕礶관 이블 막고

ᄒᆞᆫ 굼글 두어 病뼝ᄒᆞᆫ 사ᄅᆞᄆᆞ로 입 버려 굼긔 다ᄒᆡ야 ᄒᆞᆫ두 時씽刻큭을 ᄡᅬ면 ᄲᅡ:져 나ᄂᆞ

니라 又方用餳糖再熬化丸如雞子黃大微

嚼猛嚥吞之不下再作大丸吞嚥 또 여슬 두 번 ᄉᆞ

라 ᄃᆞᆯᄀᆡ 앐 누른 것만케 비븨여 잢간 시버 ᄆᆡ이 숨쇼ᄃᆡ ᄂᆞ리디 아니커든 다시 ᄒᆞ라

크게 비븨여 머구미 됴ᄒᆞ니라 又方以魚骨安於頭上立

愈 ᄯᅩ 믌고깃ᄲᅧ를 머리예 연ᄌᆞ면 즉재 돋ᄂᆞ니라 又方 仍取所餘

骨左右手反復擲背後立出 ᄯᅩ 나ᄆᆞᆫ ᄲᅧ를 두 ᄇᆞᆯ 소ᄂᆞ로

셔르 등 뒤헤 티디면 즉재 나ᄂᆞ니라 又方 解衣帶 服者下部

不下 即出 ᄯᅩ 옷 밧고 미를 보면 ᄂᆞ리디 아니ᄒᆞ면 즉자히 나ᄂᆞ니라 又

方 取鯉魚鱗皮燒灰作末以水調服即出

不出再作 ᄯᅩ 鯉링魚ᅌᅥᆼㅅ 비늘와 거플 ᄉᆞ라 細솅末맗ᄒᆞ야 믈레 프러 마시

고면 즉재 나ᄂᆞ니 나디 아니커든 다시 ᄒᆞ라 又方 用象牙爲末

水調一錢服 亦治魚刺 ᄯᅩ 象썅牙ᅌᅡᆼᄋᆞᆯ 細솅末맗ᄒᆞ야 ᄒᆞᆫ 돈

올므레 프러 머그라 ᄯᅩ 고깃ᄲᅧ 뻴인 ᄃᆡ 고티ᄂᆞ니라 又方用鸕鷀骨

爲末湯調服之得吞其嗽最效 ᄯᅩ 鸕롱鷀ᄍᆞᆼ ᄲᅧ를 細

솅末맗ᄒᆞ야 더운므레 프러 머그라 그 부ᄅᆞᆯ 어다 머그면 ᄆᆞᆺ 됴ᄒᆞ니라 又方

治誤呑錢用慈菰搗半爛呑之移時其錢

即化用濃煎艾汁亦可冬葵根煮汁亦

可 ᄯᅩ 그르 돈 ᄉᆞᆷᄭᅵ닐 고툐ᄃᆡ 慈ᄍᆞᆼ菰공ᄅᆞᆯ 디허 半반만 니거든 ᄉᆞᆷᄭᅵ라 時씽刻콕

이 올ᄆᆞ면 그 돈이 즉재 녹ᄂᆞ니라 ᄯᅩ ᄲᅮ글 두터아 글흔 汁즙도 ᄯᅩ ᄒᆞ리라 冬동葵뀡

根곤 글흔 汁즙도 ᄯᅩ ᄒᆞ리라 又方治誤呑金銀釵環以

水銀半兩服之再服即出 또金금銀은곳ᄀᆞᆯ회그르ᄉᆞᆷᄭᅧ
닐고툐ᄃᆡ水슝銀은半반兩량ᄋᆞᆯ머그라다시머그면즉재나ᄂᆞ니라 又方
治小兒誤呑針用磁石如棗核大磨令光
鑽作竅絲穿令含針自出 또아ᄒᆡ그르바ᄂᆞᆯᄉᆞᆷᄭᅧ닐고툐
ᄃᆡ指징南남石쎡이大땡棗좋ㅅᄌᆞᅀᆞ만ᄒᆞ닐ᄀᆞ라빗나게ᄒᆞ고구무듧워실로ᄢᅦ
여머굼게ᄒᆞ면바ᄂᆞ리ᄢᅧ나ᄂᆞ니라 又方治誤呑鐶燒鵝翎
數根末白湯調服妙 또그르ᄀᆞᆯ회ᄉᆞᆷᄭᅧ닐고툐ᄃᆡ거유ᄂᆞᆺ짓
두서흘ᄉᆞ라細솅末맗ᄒᆞ야탕ᄉᆞᆺ므레프러머구미됴ᄒᆞ니라

脫陽陰縮第十三

經驗良方其證或因大吐大瀉之後四肢逆冷元氣不接不醒人事或傷寒新瘥誤與婦人交其證小腹緊痛外腎搐縮面黑氣喘冷汗自出亦是脫陽證須臾不救지先用葱白數莖炒令熱熨臍下次用 附子一枚重十錢許剉作八片 白朮 乾薑各半兩 木香一分 已上四味各硏細水二椀煎至八分椀去滓放

令灌服須臾又進二服合滓併服그證징이시혹

하吐통커나하즈쳔後ᅘᅮᇢ에四ᄉᆞᆼ肢징ᄎᆞ고元원氣킝ᄉᆞᆺᄃᆞ아니ᄒᆞ야人ᅀᅵᆫ事ᄊᆞᆼᄅᆞᆯ

ᄎᆞ리디몯ᄒᆞ거나시혹傷샹寒ᅘᅡᆫ이ᄀᆞᆺ됴커든그르겨집과사괴면그證징아빗가

ᄉᆞᆯ기ᄀᆞ쟝알ᄑᆞ고外ᅌᅪᆼ腎씬이옴치들오ᄂᆞᄎᆡ검고氣킝分분이헐헐ᄒᆞ고ᄎᆞᆫᄯᆞᆷ미

ᄒᆞᄅᆞᄂᆞ니ᄯᅩ이脫탏陽양ㅅ證징이니아니한ᄉᆞᅀᅵ예救궁티몯ᄒᆞᄂᆞ니몬져파ᄌᆞ

서줄기ᄅᆞᆯ봇가덥게ᄒᆞ야빗복아래ᄅᆞᆯ熨훓ᄒᆞ고버거附뿌ᇢ子ᄌᆞᆼᄒᆞᆫ낫므긔열돈남

ᄌᆞᆨᄒᆞ닐사ᄒᆞ라여듧片편밍골오白ᄈᆡᆨ朮ᄔᅲᇙ와乾간薑강ᄋᆞᆯ各각半반兩량과木목

香향ᄒᆞᆫ分분과네가짓마ᄉᆞᆯ各각剉촹히ᄀᆞ라細솅末맗ᄒᆞ야믈두보ᅀᆞ로글혀여

듧分분에니르거든滓징앗고치와브ᅀᅳ라이슥고또ᄒᆞᆫ服뽁올머기고滓징조쳐

다머기라如無前藥用桂枝二兩用好酒二升

煎至二升候溫分作二服灌之ᄒᆞ다가알ᄑᆡ藥약이

업거든桂계枝징두兩량올됴ᄒᆞᆫ술두되로글혀ᄒᆞᆫ되예니르거든ᄃᆞᄉᆡᄒᆞ야두服

뽁에ᄂᆞᆫ화브ᅀᅳ라又無桂枝用葱白連鬚三七莖

細剉沙盆內研細用酒五升煮至二升分

作三服灌之陽氣即回先用炒鹽熨臍下

氣海勿令氣冷또桂계枝징업거든파ᄒᆞᆫ불휘조쳐세닐굽줄기를

救急方上 五十五

ᄀᆞᄂᆞ리 사ᄒᆞ라 沙상金금에 ᄀᆞᄂᆞ리 ᄀᆞ라 술 닷 되로 글혀 두 되예 나ᄆᆞ거든 세 服뽁애 ᄂᆞᆫ화 브ᅀᅳ면 陽양氣킝 즉재 도라오ᄂᆞ니 ᄆᆞᆫ져 봇ᄀᆞᆫ 소고ᄆᆞ로 臍쪵下ᅘᅡᆼ와 氣킝海ᄒᆡᆼ를 熨ᅙᅱᇙᄒᆞ야 氣킝分분이 ᄌᆞ다아나캐 ᄒᆞᆯ디니라

又無蔥白用生薑二七寸亦好依前法服

ᄯᅩ 파 업거든 生ᄉᆡᆼ薑강 두닐굽 寸촌도 ᄯᅩ 됴ᄒᆞ니 알ᄑᆡᆺ 法법을 브터 머기라

聖惠方治風入腹攻五藏拘急不得轉側陰縮手足厥冷腹中疞痛宜服赤芍藥散

赤芍藥一兩 川烏頭三兩炮製去皮臍 桂心 甘草

炙微赤剉 防風去蘆頭 芎藭各一兩 右擣麁羅爲散

每服三錢以水一中盞入生薑半分棗二

枚煎至六分去滓不計時候稍熱服ᄇᆞᄅᆞ미ᄇᆡ

예드러五옹臟짱ᄋᆞᆯ보차볼ᄃᆡ몬ᄌᆞ기다

몯고陰ᅙᅳᆷ야옴차돌오손발ᄎᆞ고ᄇᆡ안히

알ᄑᆞ거든赤쳑芍쟉藥약散산ᄋᆞᆯ머굴디

니赤쳑芍쟉藥약ᄒᆞᆫ兩량과川쳔烏옹頭

뚤세兩량ᄋᆞᆯ炮뽕ᄒᆞ야갓과ᄇᆡᆺ보ᄀᆞᆯ앗고

桂꼥心심과甘감草ᄎᆞᇢᄅᆞᆯ구어져기블게

ᄒᆞ야사ᄒᆞᆯ오防빵風봉ᄋᆞᆯ마리버히고芎

궁藭쿵과各각ᄒᆞᆫ兩량ᄋᆞᆯ디허麁총게처

散산ᄆᆡᇰᄀᆞ라ᄒᆞᆫ服뽁애세돈곰ᄒᆞ야믈ᄒᆞᆫ

中듕ㅅ잔ᄋᆞ로生ᄉᆡᇰ薑강半반分분과大

명棗좋두나촐드려글효니六륙分분에
나ᄅᆞ거든淨쪙ᄒᆞ고時씽節졇혜디말오
져기덥게ᄒᆞ야머기라

聖濟總錄治陰疝腫縮疼痛 狼毒炙兩二防
葵炒附子炮裂去皮臍各一兩右擣羅爲末鍊蜜丸
如梧桐子大每服十丸溫酒下空心日午
臨臥服陰음疝산ᄒᆞ야븟고움처알ᄑᆞ닐고툐ᄃᆡ狼랑毒독구우나두兩량
과防팡葵꿩븟고니와附뿡子종ᄅᆞᆯ구어갓과빗복아소나各각ᄒᆞᆫ兩량올다허텨
細솅末맗ᄒᆞ야鍊련ᄒᆞᆫᄢᅮᆯ로丸ᅘᅪᆫᄋᆞᆯ梧옹桐똥子종만。밍ᄀᆞ라ᄒᆞᆫ服뽁일丸ᅘᅪᆫ곰ᄃᆞ

ᄉᆞᆫ수레 ᄂᆞ리오ᄃᆡ 空콩心심과 낫과 누을 제와 머그라 又方雞翅左

右俱用不限多少燒灰右細研爲散每服

二錢匕溫酒調下不拘時 ᄯᅩ ᄃᆞᆯᄀᆡ ᄂᆞ래ᄅᆞᆯ 두 녀ᄀᆞᆯ 다 ᄡᅮᄃᆡ 하머 져구믈 限ᅘᅡᆫ티 말오 져ᄉᆞᄒᆞ ᄀᆞᄂᆞ리 ᄀᆞ라 ᄒᆞᆫ 服뽁애 두 ᄃᆞᆫ곰 ᄃᆞᄉᆞᆫ 수레 프러 ᄂᆞ리오ᄃᆡ 時씽刻큭애 븓들이디 말라 又方黃連去鬚熬艾灸

杏人去皮尖別研各半兩右擣研羅爲末鍊蜜丸如

梧桐子大每服二十丸鹽湯下空心服 ᄯᅩ 黃ᅘᅪᇰ連련을 거웃 앗고 니근 ᄡᅮ글 브레 ᄧᅬ오 杏ᅘᆡᇰ仁ᅀᅵᆫ을 갓과 ᄲᅳ리ᄅᆞᆯ 앗고 各각 兩량

히ᄀᆞ라 各각 半반 兩량올 디허 ᄀᆞ라 처 細
솅末ᄆᆞᇙᄒᆞ야 鍊련ᄒᆞᆫ ᄢᅮᆯ로 梧옹桐통子ᄌᆞᆼ
만ᄀᆡ 丸ᅘᅪᆫ ᄆᆡᆼᄀᆞ라 ᄒᆞᆫ 服뽁에 스믈 丸ᅘᅪᆫ
곰 鹽염湯탕ᄋᆞ로 空콩心심에 머그라 又
一方 硇砂 研 木香 各半兩 楝實 去核炒 茴香子
炒 京三稜 炮各一兩 右五味擣羅爲末煉蜜丸
如梧桐子大每服二十丸空心酒下 近音 硇砂
상ᄅᆞᆯ ᄀᆞᆯ오 木목香향올 各각 半반 兩량과
楝련實씷을 ᄌᆞᅀᆞ아 ᄡᅵ 봇고 茴ᅘᅬᆼ香향ᄡᅵ
ᄅᆞᆯ 봇고 京경三삼稜릉을 炮ᅗᅡᇢᄒᆞ야 各각
ᄒᆞᆫ 兩량올 디허 처 細솅末ᄆᆞᇙᄒᆞ야 鍊련ᄒᆞᆫ
ᄢᅮᆯ로 梧옹桐통子ᄌᆞᆼ 만ᄀᆡ 丸ᅘᅪᆫ ᄆᆡᆼᄀᆞ라 ᄒᆞᆫ
服뽁에 스믈 丸ᅘᅪᆫ곰 空콩心심에 술로 머

ᄀᆞ라 又方槐子炒一兩擣羅爲末煉蜜丸如梧
桐子大每服二十丸溫酒下空心服ᄯᅩ槐ᅘᅬᆼ子
ᄌᆞᆼᄅᆞᆯ 보ᄭᆡᄒᆞᆫ 兩량ᄋᆞᆯ 디허 처 細솅末ᄆᆞᇙ ᄒᆞ야 煉련ᄒᆞᆫ ᄭᅮᆯ로 梧옹桐통子ᄌᆞᆼ 만케 丸ᅘᅪᆫ
ᄆᆡᇰᄀᆞ라 ᄒᆞᆫ 服뽁애 ᅀᅳ믈 丸ᅘᅪᆫ곰 ᄃᆞᄉᆞᆫ 술로 空콩心심에 머그라 又方萵
苣切半斤皂莢炙碎三挺蜀椒去目及閉口者炒出汗一兩右
少用水煮令相得不可太稀乘熱用布三
兩重裹熨腫處冷即易頻熨自消ᄯᅩ 부루 사ᄒᆞ로
니 半반斤근과 皂쫗莢겹 사ᄒᆞ라 ᄯᅮ드려 세 挺뗭과 川쳔椒죵 눈 ᄲᅡ 입 마ᄀᆞ닐 앗고

봇가ᄌᆞᆷ내요니ᄒᆞᆫ兩량ᄋᆞᆯ므를져고매ᄒᆞ야글혀서르밋게ᄒᆞ고너무젹게마ᄅᆞᆯ다니더운저긔뵈로두서블ᄡᅳ려브ᅀᅳᆫᄃᆡ熨ᅙᅮᇙ호ᄃᆡᄎᆞ거든골라ᄌᆞ조熨ᅙᅮᇙᄒᆞ면절로ᄂᆞᆺᄂᆞ니라

又方 雄黃研 甘草各一兩 礬石研二兩

右擣研爲末每用藥一兩熱湯五升通手洗腫處良久再煖洗 또雄ᅘᅮᇰ黃ᅘᅪᇰᄋᆞᆯ골오甘감草ᄎᆞᇢ各각ᄒᆞᆫ兩량과白ᄈᆡᆨ礬뻔ᄀᆞ라두兩량과ᄀᆞ라細솅末ᄆᆞᇙᄒᆞ야藥약ᄒᆞᆫ兩량ᄋᆞᆯ더운믈닷되예글혀브ᅀᅳᆫᄃᆡ시수ᄃᆡ良량久궇거든다시데여시스라

又方車前子

不拘多少擣羅爲末湯調塗腫處 또車챵前쪈子

죵믈 디허 細솅末맗ᄒᆞ야 더운므레 ᄠᅳ러 브ᅀᅳᆫ ᄃᆡ ᄇᆞᄅᆞ라 又方 蔓菁根不拘多少剉碎擣羅爲散溫水調塗腫處或以絹帛傳之以差爲度 ᄯᅩ 쉿무ᅀᅮᆺ 불휘를 사ᄒᆞ라 ᄶᅮ드려 디허 처 ᄃᆞᄉᆞᆫ 므레 ᄠᅳ러 브ᅀᅳᆫ ᄃᆡ ᄇᆞᄅᆞ라 시혹 기브로 브툐ᄃᆡ 됴홀 ᄀᆞ장 ᄒᆞ라

吐血下血第十四 齒間出血九 衄出血附

經驗良方云其證皆因內損或酒色勞損或心肺脉破血氣妄行血如湧泉口鼻俱出須臾不救 側栢葉 蒸乾 人參 焙乾各一兩 右二

味細末每服二錢入飛羅麪二錢新汲井
花水調如稀糊嚥服血如湧泉不過二服
即止그證징이다안해損손호몸因인ᄒᆞ커나시혹酒종色식애잇배損손커나
시혹心심肺폥脈ᄆᆡᆨ이ᄒᆞ야디여血氣킝관ᄆᆡ로行ᅘᆡᇰᄒᆞ야피ᄅᆞᆯᄉᆡᆷᄃᆞᆺᄒᆞ야입과
고콰애다나ᄂᆞ니아니한ᄉᆞᅀᅵ예救궇티믈ᄒᆞᄂᆞ니側즉栢뵉니플ᄲᅧ몰외오人신
參ᄉᆞᆷᄋᆞᆯ糖땅乾간ᄒᆞ니各각ᄒᆞᆫ兩량ᄋᆞᆯ細솅末맗ᄒᆞ야ᄒᆞᆫ服뽁애두돈곰ᄒᆞ야飛빙
羅랑麪면두돈ᄠᅳ려ᄀᆞᆺ기ᄅᆞᆫ井졍花황水쉉예프로ᄃᆡ누근플ᄀᆞ티ᄒᆞ야머그라피
ᄅᆞᆯ솟ᄃᆞᆺᄒᆞ야도두服뽁애넘디아니ᄒᆞ야셔즉재긋ᄂᆞ니라如無前藥

用荊芥一握燒過蓋於地上要出火毒細研如粉以陳米飲調下三錢許與服不過二服效 ᄒᆞ다가 알ᄑᆞᆫ 藥약이 업거든 荊형芥갱 ᄒᆞᆫ 우훔을 ᄉᆞ라 ᄯᅡ해 두퍼 火毒독 내오 ᄀᆞᄂᆞ리 粉분ᄀᆞ티 ᄀᆞ라 무근 ᄡᆞᆯ 글힌 므레 프러 세 돈 남ᄌᆞᆨ기 머기면 두 服뽁애 넘디 아니ᄒᆞ야셔 됴ᄒᆞᄂᆞ니라 又無荊芥用釜底墨刮下細研如粉每服三錢濃米飲調下連進二三服鼻衄一字吹入鼻中立效 ᄯᅩ 荊형芥갱 업거든 가마 미틧 검듸영을 ᄀᆞᆲ가 ᄀᆞᄂᆞ리 粉분ᄀᆞ티 ᄀᆞ라 ᄒᆞᆫ 服뽁애 세 돈곰 두터 아리 글

헌蠶·므레·프러·닛·우두서屎·뿍을머기라
고해·피흐르·거·든ᄒᆞᆫ字·ᄍᆞᆼ墨곳굼긔·블·면
즉재됴
·ᄒᆞ리·라

又方人有九竅四肢指歧間皆出

血此暴驚所致勿令患人知以井花水猛

噀其面
·또·사ᄅᆞ·미·아홉구무아四ᄉᆞᆼ肢징
ㅅ가락ᄉᆞ·ᅀᅵ예·다·피·나ᄆᆞᆫ어·는과
·또이·놀란다·시니病뼝ᄒᆞᆫ·사ᄅᆞ·몰·알·외·디
·말·오井졍花황水·쉉·로그ᄂᆞ·치·마·이·ᄲᅳ·모
라

又方鼻口中出血不止用赤馬糞燒灰

細末溫酒調下一錢
·또·고·콰이베·피나·고
긋·디아·니커·든블·근
ᄆᆞᆯᄯᅩᆼ·ᄋᆞᆯ·지ᄉᆞ라細·솅末·맗ᄒᆞ·야
ᄃᆞ·ᄉᆞᆫ수·래·프러ᄒᆞᆫ·돈·ᄋᆞᆯ머·그·라

經驗秘方鼻衄方用龍骨爲末以華管吹半
錢鼻中九竅出血皆可用又隨衄左右以
新水洗足又以左撚紙索子繫手四指呪
曰血神住立止又張弓絃向上令病人仰
臥枕絃放四肢如常臥 고햇 피 고티ᄂᆞᆫ 法법아 龍룡骨곯ᄋᆞᆯ
細솅末맗ᄒᆞ·야 붇ᄌᆞᆯ·오로 半·반 돈·ᄋᆞᆯ 곳굼·긔 불·라 아·홉 굼·긔 ·피 ·나거·든 :다 어·루 ᄡᅳ·리
라 ᄯᅩ ·피·의 왼녁 올ᄒᆞᆫ녀·글 조·치 새 믈로 발 ·싯·고 ᄯᅩ 외·오 ᄭᅩᆫ 죠ᄒᆡ 노ᄒᆞ로 손 네 가라ᄀᆞᆯ
ᄆᆡ·오 呪즇ᄒᆞ·야 닐·오ᄃᆡ 血훯神씬·은 그·차·라 ᄒᆞ·면 즉·재 긋ᄂᆞ·니·라 ᄯᅩ 홠 시·우·를 저·혀

우흘向향ᄒᆞ·야 누·고 病뼝ᄒᆞᆫ 사ᄅᆞ·미 졋반
·디·여 누·워 핤 시·우·를 ·뻬·오 四ᄉᆞᆼ肢ᄌᆞᆼ ᄅᆞᆯ 과
샹·녜 누움 곤게 ᄒᆞ·라 又灸項後髮際兩筋間宛宛中
ᄯᅳᆷ 목 뒷 髮ᄇᆞᇙ 際졩ㅅ 두 힚ᄉᆞ싀 ᄉᆞᆺ 우묵ᄒᆞᆫ ᄃᆡ ·ᄯᅳ·라
澹寮方茜根散治鼻衄終日不止心神煩悶
茜根 黄芩 側栢葉 阿膠蛤粉炒 生地
黄各兩一 甘草炙半兩 右㕮咀每服四錢水一
盞半薑三片煎至八分去滓溫服不拘時
茜쳔根근散산은 고해 피 져므ᄃᆞ록 긋디 아·니ᄒᆞ·야 ᄆᆞᅀᆞᆷ·미 ᄃᆞᆸ가·오·닐 고티ᄂᆞ·니 薑

천根곤과 黃황芩금과 側즉柏빅닙과 阿ᅙᅡ膠ᄀᆞᇢᄅᆞᆯ ᄉᆞ히에 봇고니와 生싱地띵黃황 各각 ᄒᆞᆫ 兩량과 甘감草촣ᄅᆞᆯ 구우니 半반兩량올 사ᄒᆞ라 ᄒᆞᆫ 服뽁애 네 돈곰 ᄒᆞ야 믈 ᄒᆞᆫ 잔 半반과 生ᄉᆡᆼ薑강 세 片편ᄋᆞ로 글허여 ᄃᆞᆲ 分분에 니르거든 滓ᄌᆡᆼ 앗고 ᄃᆞᄉᆞ시 ᄒᆞ야 머교디 時씽節졇을 븓들이디 말라

衛生簡易方 九竅出血 小薊一握擣汁酒半盞和頓服 如無靑者 以乾薊末冷水調三錢匕服

아홉 굼긔 피 나거든 小쇼ᇢ薊곙 ᄒᆞᆫ 우후믈 다ᄒᆞ야 ᄶᅡ 즙 내야 술 半반 잔애 프러 다 머그라 ᄒᆞ다가 프르니 업거든 ᄆᆞᄅᆞᆫ 薊곙ᄅᆞᆯ 細솅末맗ᄒᆞ야 ᄎᆞᆫ 므레 세 돈

ᄋᆞᆯ 프러 마그라 又方治暴下血用蒜五六枚去皮
入豆豉研爲膏如桐子大米飮下五六十
丸無不愈者 ᄯᅩ 과ᄀᆞᆯ이 下ᅘᅡᆼ血ᅘᅧᇙᄒᆞᄂᆞᆯ 고툐ᄃᆡ 마ᄂᆞᆯ 대엿 나ᄎᆞᆯ 거플 밧
기고 젼구글 드려 ᄀᆞ다 골 밍ᄀᆞ라 梧ᅌᅩᆼ桐동子ᄌᆞᆼ 만케 ᄒᆞ야 ᄡᆞᆯ글힌 므레 쉰 여쉰 丸
ᅘᅪᆫ을 머그면 됴티 아니ᄒᆞ리 업스니라 又方用赤小豆一升
搗碎水三升絞汁飮之 ᄯᅩ 赤쳑小ᄉᆖᇢ豆ᄄᆖᇢ ᄒᆞᆫ 되ᄅᆞᆯ 디허 ᄇᆞᆺ아
믈 서 되예 프러 즈블 ᄧᅡ 마그라
壽域神方治小便下血不止酸漿草絞取自

然汁服之 小쇼ᇢ便뼌에 下ᅘᅡᆼ血혏이 긋디 아니커든 酸산漿쟝草ᄎᆞᇢ를 드

려 自ᄍᆞᆼ然션汁집·을 ᄡᅡ 머그·라 酸숸漿쟝·은 ᄭᅪ·리·라

朱氏集驗方 一金散 治鼻衄出血過多昏冒

欲死 諸藥不效 大蒜研 左鼻 貼左脚 右鼻

貼右脚心 兩鼻 貼兩脚心 一ᅙᅵᇙ金금散산·은 고·해 ·피 ·나·미

너무 ᄒᆡ ·어즐ᄒᆞ·야 주·거·가ᄂᆞ·니 여러 藥·약·이 고·티디 몯·ᄒᆞᄂᆞ·닐 고·티ᄂᆞ·니 큰 마ᄂᆞᄅᆞᆯ

ᄀᆞ라 왼녁 고히어·든 왼녁 밠바당·애 브·티·고 올ᄒᆞᆫ녁 ·고히어·든 ·올ᄒᆞᆫ녁 밠바·다해 브

·티·고 :두 ·고히어·든 :두 밠바·다애 브·티라

又方 齒縫出血不止

救急方上 六十三

他藥不能治之者塩主之 ·ᄯᅩ 닛鍼에 ·ᄢᅵ나 ·ᄀᆞᆺ·다 아·니커·든 다ᄅᆞᆫ 藥·약·이 고·티·디 몯ᄒᆞ·ᄂᆞ닌 소고·미 主즁ᄒᆞ·ᄂᆞ니·라

聖惠方治九竅四肢指岐間出血方 生地黃 細切 一兩 蒲黃 半兩 青竹茹 半兩 右以水一大盞煎至六分去滓每於食後溫服 아·홉 구무 ᄯᅪ 四ᄉᆞᆼ 肢징ㅅ 가락 ᄉᆞ·ᅀᅵ·예 피 나ᄂᆞ·ᄂᆞᆯ 고·티·ᄂᆞᆫ 法법·은 生ᄉᆡᇰ地ᄯᅵᆼ黃ᅘᅪᇰ ᄒᆞᆫ 兩랴ᇰ·ᄋᆞᆯ ·ᄀᆞᄂᆞ·리 사·ᄒᆞᆯ오 蒲뽀黃ᅘᅪᇰ 半반兩랴ᇰ·과 프·른 댓거프·를 ᄀᆞᆯ·로 ᄀᆞᆯ가 半반兩랴ᇰ·ᄋᆞᆯ ·믈 ᄒᆞᆫ ·큰 잔ᄋᆞ·로 글혀 여ᅀᅳᆺ 分분·에 니·르거·든 ᄌᆞᇫ·의 앗·고 食씩 後ᅘᅮᇢ·메 ᄃᆞ시 ᄒᆞ·야 머·그·라 又方吐

血及鼻衄不止烏賊魚骨擣細羅爲散不
計時以清粥飮調下二錢 ᄯᅩ 吐통血훯와 고해 피 긋디 아
니커든 烏옹賊쯕魚잉ᄲᅧ를 디허 ᄀᆞᄂᆞ리 처 時씽刻큭 혜디 말오 粥쥭 므레 두 돈곰
프러 머그라 又方鼻衄經日夜不止用乾薑削
如蓮子大塞鼻中卽止 ᄯᅩ 고해 피 밤나졸 다내요더 긋디 아
니커든 乾간薑강을 蓮련子ᄌᆞᆼ만케 갓가 곳굼긔 마ᄀᆞ면 곧 긋ᄂᆞ니라 又方
濃研好墨點鼻中立止 ᄯᅩ 됴ᄒᆞᆫ 墨믁을 두텨 이ᄀᆞ라 곳굼긔
디그면 즉재 긋ᄂᆞ니라 又方治牙齒縫忽然出血當

歸散 當歸 桂心 各半兩 白凡 一兩燒令汁盡 甘
草 半兩 右件藥擣麁羅分爲三度用每度以
漿水二大盞煎至一盞去滓熱含冷吐 ᄯᅩ 닛
ᄢᅵ메 忽홀然연히 피나거든 當당歸귀와
桂계心심을 各각 半반兩량과 白ᄈᆡᆨ礬뻔
ᄒᆞᆫ 兩량을 ᄉᆞ라 汁집업게 ᄒᆞ고 甘감草ᄎᆞᇢ
半반兩량과ᄅᆞᆯ 디허 麁총히 처 세 버네 ᄂᆞᆫ
화 ᄡᅮ티 ᄒᆞᆫ 버네 漿쟝水슁 두 큰 잔ᄋᆞ로 글
혀 ᄒᆞᆫ 자내 니르거든 즈ᅀᅴ 앗고 더우닐 머
구커ᄎᆞ거든 ᄇᆡ와ᄐᆞ라 又方齒齗血出不止乾地龍末
一錢 白凡灰一錢 射香末 半錢 右同研令勻

濕布上 塗藥 貼於患處 ᄯᅩ 낫믜유메 피나 긋·디 아·니커든 ᄆᆞ
ᄅᆞᆫ 地딩龍룡ㅅ ᄀᆞᄅᆞ ᄒᆞᆫ 돈과 白ᄇᆡᆨ礬뻔ㅅ 저 ᄒᆞᆫ 돈과 射샹香향ㅅ ᄀᆞᄅᆞ 半반 돈과 ᄒᆞᆫ
ᄃᆡ ᄀᆞ라 고ᄅᆞ게 ᄒᆞ야 저즌 뵈우 ᄒᆡ 藥약 ᄇᆞᆯ라 피나ᄂᆞᆫ ᄃᆡ ᄇᆞᄐᆞ라 又方 無故
口齒間血出不止 以淡竹葉濃煎湯熱含
冷吐 ᄯᅩ 젼ᄎᆞ 업시 입과 닛ᄉᆞᅀᅵ예 피나 긋·다 아·니커든 淡땀竹듁·나플 두·텁게
글·혀 더운 므를 머구 머·ᄎᆞ거든 ᄇᆡ·와ᄐᆞ라
直指方 治齒出血 鬱金 白芷 細辛 各等
分 右爲末 擦牙 仍以竹葉竹皮濃煎 入鹽

少許含嚥或炒鹽傳 니예 피나ᄂᆞᆫ 닐 고툐ᄃᆡ 鬱욿金금과 白ᄈᆡᆨ芷징와 細솅辛신을 等등分분ᄒᆞ야 細솅末맗ᄒᆞ야 니예 ᄲᅮ쇼ᄆᆞᆺ남과 ᄆᆞᆺ가 ᄎᆞᆯ두타

이 글혀 소곰 져기 녀허 머구머 ᅀᅡᆷ쨔며 세혹 소곰ᄋᆞᆯ 봇가 브타라

千金方齒間出血溫童子小便半升煮取三

合含之其血卽止 닛ᄉᆞᅀᅵ예 피나거든 아ᄒᆡ 小쇼便뼌 半반 되ᄅᆞᆯ

글혀서 호블 取츙ᄒᆞ야 머구므면 그ᄢᅴ 즉재 긋ᄂᆞ니라 又方治齒出

血不止刮生竹皮二兩苦酒浸之令其人

解衣坐使人含噀其背上三過仍取竹茹

濃煮汁勿與鹽適寒溫含漱之竟月爲度

또 니예 피 나 굿다 아니커든 놀 뮛거 솔곰 가두 兩량ᄋᆞᆯ 醋총에 ᄃᆞᆷ고 그 ᄉᆞᄅᆞ므로 웃

바사 앗게 ᄒᆞ고 다ᄅᆞᆫ 사ᄅᆞ미 머굼 머그 등의 ᄢᅡ 버늘 ᄲᅮᆷ고 뮛거 ᄠᅳᆯ 取츙ᄒᆞ야 두터

이 즈블 글혀 소곰 주디 말오 ᄎᆞ며 ᄃᆞᆺ호미 맛감게 ᄒᆞ야 머구어 양쟈ᄒᆞᄃᆡ 저므ᄃᆞ록

ᄒᆞ라 又方治酒醉牙齒涌血出 當歸二兩 礬

石六銖 桂心 細辛 甘草各一兩 右五味㕮

咀以漿水五升煮取三升含之日五六夜

三 또 술 醉쥥ᄒᆞ야 니예 피 솟ᄂᆞ닐 고툐ᄃᆡ 當당歸귕 두 兩량과 白ᄈᆡᆨ礬뻔 여슷 銖

쑹와 桂곙心심과 細솅辛신과 甘감草ᄎᆞᇢ
各각 ᄒᆞᆫ 兩량과를 사ᄒᆞ라 漿쟝水슁 닷 되
예 글혀 서 되ᄅᆞᆯ 取츙ᄒᆞ야 머구무 又方 燒
ᄃᆡ 나ᄌᆡ 다엿 번 바ᄆᆡ 세 번 ᄒᆞ라
釘令赤 注孔血中止 ᄯᅩ 모ᄃᆞᆯ ᄉᆞ라 ᄇᆞᆰ게 ᄒᆞ야 피 굼긔 고ᄌᆞ면 긋
ᄂᆞ니라 又方 舌上黑有數孔大如簪 出血如
湧泉 戎鹽 黃芩 一作葵子 黃蘗 大黃 各五
兩 人參 桂心 甘草 各二兩 右爲末 蜜丸
梧子大 米飮服十丸 日三服 亦燒鐵烙之
ᄯᅩ 혀 우희 검고 두서 굼기 빈혓 구무 만코
피 ᄡᅡ디 믈 ᄉᆡᆷ 솟거든 戎ᅀᅲᆼ 鹽염 黃ᅘᅪᆼ 芩

곰과 ᄒᆞ나ᄒᆞᆫ 蒺찌ᇙᄌᆞᆼㅣ 괴ᄒᆞ다 黃횡蘗
ᄇᆡᆨ과 大땡黃횡 各각 닷 兩량ᄭᅪ 人신參ᄉᆞᆷ
과 桂귕心심과 甘감草ᄎᆞᇢ 各각 두 兩량과
ᄅᆞᆯ 細솅末맗ᄒᆞ야 ᄢᅮᆯ로 梧ᅌᅩᆼ桐똥子ᄌᆞᆼ 만
ᄢᅦ 丸ᅘᅪᆫ ᄆᆡᇰᄀᆞ라 ᄒᆞᆫ 服뽁애 열 丸ᅘᅪᆫ곰 ᄒᆞ·
ᄅᆞ 세 번 머그라 ·또 鐵텷을 ᄉᆞ리 지지라

得效方文蛤散治熱壅舌上出血如泉 五
倍子 洗 白膠香·牡蠣粉 各等分 右爲末每
以少許摻患處或燒鐵篦熱烙孔上 文문蛤갑
散산ᄋᆞᆫ 上쌍熱셞ᄒᆞ야 혀에 피 나ᄃᆡ 믈 ᄉᆡᆷ
ᄀᆞᆮᄒᆞ닐 고툐ᄃᆡ 五ᅌᅩᆼ倍뼹子ᄌᆞᆼᄅᆞᆯ 싯고 白
뻭膠꾤香향과 牡뭏蠣롕粉분을 各각 等
등分분ᄒᆞ야 細솅末맗ᄒᆞ야 져기 피 나ᄂᆞᆫ

ᄃᆡ ᄇᆞᄅᆞ고 시혹 쇠빈혀를 ᄉᆞ라 굼긔 니기 지지라 又方 舌無故出

血炒槐花爲末摻之而愈 ᄯᅩ 혀 젼ᄎᆞ 업시 피 나거든 槐회

花황ᄅᆞᆯ 봇가 細솅末맗ᄒᆞ야 ᄇᆞᄅᆞ면 됻ᄂᆞ니라

大小便不通第十五

聖惠方治大小便關格不通腹脹喘急方

膩粉 一錢 生麻油 一合 右相和空腹服之 大땡小쇼ᇢ

便뼌이 通통티 몯ᄒᆞ야 ᄇᆡ ᄇᆡᆼ만ᄒᆞ고 수미 ᄌᆞᄌᆞ닐고 뎌는 法법은 膩닝粉분 ᄒᆞᆫ 돈과

生ᄉᆡᇰ麻망油윻 ᄒᆞᆫ 홉과ᄅᆞᆯ 섯거 空콩心심에 머그라 又方 蔓菁子

油合空腹服之卽通通後汗出勿怪괭몃 무ᅀᅮ

ᄢᅵᆺ기름 ᄒᆞᆫ 호ᄇᆞᆯ 空콩心심에 머그면 즉재 通통ᄒᆞᄂᆞ니 通통ᄒᆞᆫ 後ᅘᅮᇢ에 ᄯᆞᆷ나거든 疑ᅌᅵᆼ心심 말라

又方治小便難腹滿悶不急療之殺人葱白三斤鹽一斤右相和爛研炒令熱以帛子裹分作二苞更互熨臍下小便立出

ᄯᅩ 小숗便뼌이 어려워 비ᄫᅣᆼ만 ᄒᆞ고 답답거든 時씽急급히 고티디 아니ᄒᆞ면 사ᄅᆞᆷ 주기ᄂᆞ니 ᄑᆞ 서 斤근과 소곰 ᄒᆞᆫ 斤근을 섯거 므르다니 허 보ᅀᅡ 덥게 ᄒᆞ야 기브로 ᄡᅡ 뇨ᄃᆡ무ᄢᅳ레예 ᄂᆞᆫ화 서르 臍쪵下ᅘᅡᆼᄅᆞᆯ 熨ᅙᅮᇙ ᄒᆞ면 小숗便뼌이 즉재 나ᄂᆞ니라

聖濟總錄 茯苓丸治大小便不通 赤茯苓

去黑皮 芍藥 當歸焙切 枳殼去瓤麩炒 白朮 人參

各五兩 大麻仁 大黃剉各三兩 右爲末煉蜜和丸

梧桐子大每服十五丸至二十丸空心煎茅

根湯下

茯뿍苓령丸환은 大땡小쇼便뼌

通통티 몯ᄒᆞ닐 고티ᄂᆞ니 赤쳑茯

뿍苓령을 거믄 것 밧기고 芍쟉藥약과 當

당歸귕를 사ᄒᆞ라 焙뼁乾간ᄒᆞ고 枳징殼

칵을 솝 앗고 기올와 봇고 白뼥朮뜛와 人

신參ᄉᆞᆷ 各각 다ᄉᆞᆺ 兩량과 大땡麻망仁신

과 大땡黃황을 사ᄒᆞ라 各각 석 兩량과를

細솅末맗ᄒᆞ야 煉련ᄒᆞᆫ ᄢᅮᆯ로 梧옹桐똥子

조ᇰ만ᄒᆞᆫ 丸환 ᄆᆡᇰᄀᆞ라 ᄒᆞᆫ 服ᄲᅮᆨ애 열다ᄉᆞᆺ 丸
환으로 스믈 丸환자히 空콩心심에 茅모ᇢ
根ᄀᆞᆫ 湯탕을 글
히ᄂᆞ리우라

經驗良方木通散治小便不通小腹痛不可
忍 木通 滑石各半兩 黑牽牛頭末半兩 右㕮咀
每服一錢水半盞燈心十莖葱白一莖同
煎三分食前溫服 木목通통散산은 小쇼便뼌不블通통ᄒᆞ야 ᄇᆡᆺ
기ᄉᆞᆷ 알ᄑᆞ ᄎᆞᆷ디 몯ᄒᆞ릴 고티ᄂᆞ니 木목通통과 滑활石셕 各각 半반兩냥과 黑흑牽
견牛ᅌᅮᇢ 머릿 ᄀᆞᄅᆞ 半반兩냥과ᄅᆞᆯ 사ᄒᆞ라 ᄒᆞᆫ 服ᄲᅮᆨ애 ᄒᆞᆫ 돈곰ᄒᆞ야 믈 半반 잔과 燈등

心심 열 줄기와 파 ᄒᆡᆫ 것과 ᄒᆞᆫᄃᆡ 三삼分분을 글혀 食씩前쪈에 ᄃᆞ사ᄒᆞ야 머그라

肘後方治小便不利莖中痛欲死牛膝幷葉不以多少酒煮飲之立愈

小쇼ᇢ便뼌이 快쾡ᄐᆞ 몯ᄒᆞ야 陰음莖ᅘᆼㅅ 소비 알파 죽고져 ᄒᆞᄂᆞ닐 고툐ᄃᆡ 牛ᅌᅮᇢ膝싫을 닙조쳐 수레 글혀 머그면 즉재 됴ᄂᆞ니라

千金方治大便秘澁不通 大黃 四兩 桃仁 三十 枚去皮尖雙仁研 右切以水六升煮取二升分再服

大땡便뼌이 구디 通통티 몯ᄒᆞ닐 고툐ᄃᆡ 大땡黃ᅘᅪᇰ 넉 兩량과 桃똫仁ᅀᅵᆫ 셜흔

나ᄎᆞᆯ 것과 부킈와 어우렁 ᄌᆞᅀᆞᄅᆞᆯ 앗고 ᄀᆞ라 믈 엿 되예 글혀 두 되ᄅᆞᆯ 取츙ᄒᆞ야 ᄂᆞᆫ화 두 버네 ᄆᆡᇰᄀᆞ라

又方 胡鷰屎蜜和納大孔中卽通

또 명마긔 ᄯᅩᇰᄋᆞᆯ ᄢᅮ레 ᄆᆞ라 밋굼긔 녀ᄒᆞ면 즉재 通통ᄒᆞᄂᆞ니라

簡要濟衆方 治大便澁不通 牽牛子半生半熟擣爲散 每服二錢 煎薑湯調下 如未通 再服及以熱茶投之 量虛實不計時加減服之

大땡便뼌 구더 通통티 몯ᄒᆞ닐 고툐ᄃᆡ 牽켠牛ᅌᅮᇰ子ᄌᆞᆼᄅᆞᆯ 半반만 ᄂᆞ리오 半반만 니그닐 디허 散산 ᄆᆡᇰᄀᆞ라 ᄒᆞᆫ 服뽁애 두 돈곰 生ᄉᆡᇰ薑강湯탕애 프러 ᄂᆞ리오

더 道통티 몯거든 다시 먹고 더운 차로 머
구되 虛헝 實씷을 혜오 時씽 刻큭 혜다 마
라 더으며 더
리 머그라

溺水第十六

經驗良方凡有人溺水者救上岸即將牛一
頭却令溺水之人將肚橫覆相抵在牛背
上兩邊用人扶策徐徐牽牛而行以出腹
內之水如醒即以蘇合香元之類或老生
薑擦其齒若無牛以活人於長板櫈上仰

臥却令溺水人如前法將肚相抵活人身

聽其水出卽活 믈윗사ᄅᆞ미므레빠디닐救ᄒᆞᇙ호져ᄀᆞᄢᅢ올이고쇼

ᄒᆞ나ᄒᆞᆯ가져므레빠딘사ᄅᆞᄆᆞ로비믈쇄등우희ᄀᆞᄅᆞ앒뎨우고두녁ᄀᆞᅀᆡ사ᄅᆞ미

자ᄇᆡᄌᆞ녹ᄌᆞᄂᆞ기쇼ᄅᆞᆯ잇거든녀비안햇므를내오ᄒᆞ다가ᄲᅡ아든곤蘇송合ᅘᅡᆸ香

향元원顆쾅어나시혹늘근生싱薑강이나그니예ᄡᅮ츠랴ᄒᆞ다가쇼업거든산사

ᄅᆞ모로長땽床쌍우희젓바뉘어고므래ᄢᅵ딘사ᄅᆞᄆᆞ로알찟法법ᄀᆞ티바ᄅᆞᆯ잔사

ᄅᆞᄆᆡ모ᄆᆡ서르다혀므리나게ᄒᆞ면곧사ᄂᆞ니라

聖惠方凡溺水急解去死人衣灸臍中卽差

믈읫므레빠디거든時씽急급히주근사
ᄅᆞᄆᆡ옷밧기고빗보곰ᄡᅳ면주재ᄯᅳᆫᄂᆞ니
라 又方以竈中灰布地令厚五寸以甑側
安著灰上令溺人伏於甑上使頭小垂下
炒鹽二錢內小竹管內吹入下部中即當吐
水去却甑扶下溺人著灰中以灰壅身
恒出鼻口中即活矣 또브ᅀᅥ븻ᄌᆡ로ᄡᅡ해ᄭᆞᆯ로ᄃᆡ두텨다ᄉᆞᆺ寸
촌이에코실을저우희겨트로노코므레빠딘사ᄅᆞᄆᆞ로사르우희업데우고머리
믈저기아래로빠디게ᄒᆞ고소고몰봇가두돈을저근대롱애녀허밋굼긔부러드

리면반ᄃᆞ기므를맏통ᄒᆞ리니살올앗고
ᄲᅡ딘사ᄅᆞᄆᆞᆯ아ᅀᅡᄂᆞ라와ᄌᆡ리예노코ᄌᆡ로
모ᄆᆞᆯ두프면므리고콰입
과로나면곧사ᅀᆞ나리라
又方搵地作坑
熬數斛熱灰內坑中下溺人灰覆濕徹即
易之灰勿大熱灰冷更易半月即活也
ᄯᅩ
ᄯᅡ
파굳ᄆᆡᇰᄀᆞᆯ오두어셤더운ᄌᆡᄅᆞᆯ봇가구데
녀코ᄲᅢ딘사ᄅᆞᄆᆞᆯ나코ᄌᆡ로두퍼ᄉᆞᄆᆞᆺ젓
거든곧ᄀᆞᆯ라ᄌᆡᄅᆞᆯ너무봇디말오ᄌᆡᄎᆞ
거든ᄀᆞ라半반날만ᄒᆞ면곧사ᄂᆞ니라
又
方但埋溺人腰灰中頭足俱沒唯開七孔
水出即活
ᄯᅩ오직므레ᄲᅡ딘사ᄅᆞᄆᆞᆯ다ᄆᆞᆫ
ᄌᆡ예무두디머리와발왜ᄆᆞ다들

에 ᄒᆞ고 오직 ᄂᆞᆯ굽 굼글 여ᄃᆡ 又方 綿裹皂
므리 나면 즉재 사ᄂᆞ니라
莢末內下部中 須臾水出 ᄯᅩ 소오매 皂쯩莢겹ㅅ 골올 ᄲᅢ
밋굼긔 녀ᄒᆞ면 이슥고 므리 나ᄂᆞ니라
千金方 半夏末 吹入鼻 半반夏향ㅅ 골올 부라 고해 녀ᄒᆞ라 又
方 裹石灰 納下部中 水出盡卽活 ᄯᅩ 石셕灰횡ᄅᆞᆯ
ᄡᅡ 밋굼긔 녀ᄒᆞ면 므리 다 나면 즉재 사ᄂᆞ니라 又方 熬沙覆死人
上下 有沙 但出鼻口耳 沙冷濕卽易 ᄯᅩ 몰애ᄅᆞᆯ
봇가 주근 사ᄅᆞ물 두퍼 ᄠᅡ 아라 우희 몰애 잇고 오직 고콰 입과 귀와ᄅᆞᆯ 내야 몰애 ᄎᆞ

고 젓거든
곧 ᄅᆞ라

嘗見犬全良方救男女墮水中者以常用薦
席卷之就平地上袞轉一二百轉則水出
自活亦有用陳壁土末覆之死者更以爐
中㶼灰覆臍上下則元氣迴自活省後當
服利水之藥如五苓散異功五積散朮附
湯除濕湯不換金正氣散若欲兼服安心
神收斂神氣之藥宜服蘇合香元在人斟

酌輕重冷熱而投之 男남女녕ㅣ 므레 ᄡᅡ디닐 救귷호되 샹녜
ᄡᅳ논 돗긔 ᄆᆞ라 平뼝ᄒᆞᆫ ᄯᅡ해 나ᅀᅡ가 一힗
二ᅀᅵᆼ百ᄇᆡᆨ 버늘 구으리면 므리 나ᄆᆞᆫ ᄧᅳᆷ로
사ᄂᆞ니라 ᄯᅩ 무근 브ᄅᆞ맷 ᄒᆞᆰ 골ᄋᆞ로 ᄃᆞᆷᄂᆞ
ᄂᆞ라 주그닐 ᄯᅩ 太황爐롱맷 더운 재로 ᄢᅵᆺ
복아라 우희 두프면 元원氣킝 도라와 사
ᄂᆞ니라 太린後濩에 믈 즈쳑ᄂᆞᆫ 藥약이 五
옹苓령散산과 異잉功공五옹積젹散산
과 朮뜛附뿡湯탕과 除띵濕씹湯탕과 不
븛換ᅘᅪᆫ金금正졍氣킝散산ᄋᆞᆯ 머기고 ᄒᆞ
다가 ᄆᆞᅀᆞ몰 便뼌安한케 ᄒᆞ고 氣킝分분
ᄋᆞᆯ 모도ᄂᆞᆫ 藥약ᄋᆞᆯ 조쳐 머기고 져기든 蘇
송合ᅘᅡᆸ香향元원ᄋᆞᆯ 미즙 ᄃᆡ니 ᄡᅵᄅᆞ미 輕
경重뜡과 冷령熱ᅀᅧᇙ을 斟짐
酌쟉ᄒᆞ야 머교ᄆᆡ 앗ᄂᆞ니라

壽域神方冬月落水微有氣者用大器炒灰熨心上候暖氣通溫粥稍稍呑之卽活若便持火炙卽死 겨스레 므레 디여 잢간 氣킝分분 잇ᄂᆞ닐 큰 그르세 ᄌᆡᄅᆞᆯ 봇싸 가ᄉᆞᄆᆞᆯ 熨ᅙᅱᇙᄒᆞ고 더운 氣킝分분이 通통호ᄆᆞᆯ 가드려 ᄃᆞᄉᆞᆫ 粥쥭을 졈졈 머기면 곧 사ᄂᆞ니 ᄒᆞ다가 브ᄅᆞᆯ ᄧᅬ면 즉재 죽ᄂᆞ니라

又方急於人中穴及兩脚大母趾內離甲一韭葉許各灸三五壯卽活 ᄯᅩ ᄲᆞᆯ리 人신中듕穴ᅘᅧᇙ와 두 밠 엄지가락ᆺ 안ᇇ 밠토ᄇᆞ로셔 ᄒᆞᆫ 부칫닙 너븨만 ᄒᆞᆫ ᄃᆡ 各각各각 세 다ᄉᆞᆺ 壯장ᄋᆞᆯ ᄯᅳ면 즉자히 사ᄂᆞ니라

又方以

屋死人兩脚着生人肩上以溺人背搭走吐水出盡卽活 또 주근 사ᄅᆞᄆᆡ 두 다리ᄅᆞᆯ 구펴 산 사ᄅᆞᄆᆡ 엇게ᄋᆡ ᄒᆞᆫ 엱고 주근 사ᄅᆞᄆᆞᆯ 지여 ᄃᆞᄅᆞ면 므라 다 나면 주자 하 사ᄂᆞ니라

得效方以酒壜一介以紙錢一把燒放壜中急以壜口覆溺水人面上或臍上冷則再燒紙錢於壜內覆面上去水卽活 酒쥬ᇰ壜ᄯᅡᆷ ᄒᆞᆫ 사 ᄎᆞ로 죠ᄒᆡ 젼 ᄒᆞᆫ 주믈 ᄉᆞ라 壜ᄯᅡᆷ 안해 녀코 時씽 急급히 壜ᄯᅡᆷ이 브로므레 쎄단 사ᄅᆞ 미 ᄂᆞ치나 시혹 빗복 우희 두퍼 ᄎᆞ거든 다 시 죠ᄒᆡ 젼을 ᄉᆞ라 壜ᄯᅡᆷ 안해 녀허 ᄂᆞᄎᆡ 두

펴므를아ᅀᆞ면주제사ᄂᆞ니
라痰땀은숨븐ᄂᆞᆫᄃᆞᆯ야시라

自縊第十七

千金方凡救自縊死者極須按定其心勿截繩手抱起徐徐解之心下尚溫者以氈卽毛席也覆口鼻兩人吹其兩耳믈윗목ᄆᆡ야주그닐救궇호ᄃᆡᄀᆞ장모로매그ᄆᆞᅀᆞᄆᆞᆯ눌러一ᅙᅵᇙ定뗭ᄒᆞ고노ᄒᆞᆯ긋디말오소ᄂᆞ로아나나르완고ᄌᆞᄂᆞᆨᄌᆞᄂᆞ기글오ᄃᆡ가ᅀᆞ미ᄃᆞᆺᄒᆞ니란담으로입과고ᄒᆞᆯ둡고두사ᄅᆞ미그두귀ᄅᆞᆯ블라

又方强卧以物塞兩耳竹筒納口中

救急方上 七十五

使兩人痛吹之塞口傍無令氣得出半日死人即噫噫即勿吹也 또 뉘이고 두 귀 막고 대롱ᄋᆞᆯ 입 안해 녀코 두 사ᄅᆞ므로 ᄆᆡ이 블오 입ᄀᆞᅀᆞᆯ 마가 氣킝 分분 아니 나다 몯게 ᄒᆞ면 半반 날올 주겟던 사ᄅᆞ미 곧 숨쉬ᄂᆞ니 숨쉬어든 부다 말라 又方擣皂莢細辛屑如豆大吹兩鼻中 또 皂쪼莢겹과 細솅辛신ㅅ ᄀᆞᄅᆞᆯ 디허 콩낫만 ᄒᆞ닐 두 곳굼긔 블라 又方刺雞冠血出滴口中即活男雌女雄 또 ᄃᆞᆯ기 벼츨 뻘어 피 내야 이베 쳐디면 즉자히 사ᄂᆞ니 남지ᄂᆞᆫ 암ᄃᆞᆯᄀᆡ로코 겨지븐 수ᄃᆞᆯᄀᆡ로 ᄒᆞ라 又方尿鼻口眼耳

中并捉頭髮一撮如筆管大掣之立活 ᄯᅩ 고콰 입과 눈과 귀와에 오좀 누고 머리터럭 ᄒᆞᆫ 져부미 붇ᄌᆞᄅᆞᆫ만ᄒᆞ닐 지ᄡᅵ 동ᄀᆡ면 즉자히 사ᄂᆞ니라

又方雞血塗喉下 ᄯᅩ ᄃᆞᆯᄀᆡ 피로 목 아래 ᄇᆞᄅᆞ라

又方灸四肢大節陷大指本文名曰地袖各七壯 ᄯᅩ 네 활기 겟 큰 ᄆᆞᄃᆡ 우무근 ᄃᆡ와 엄ᄌᆞᆺ가락 미틧 그믈 일후믈 地띵袖ᄯᅳᇢ ㅣ라 ᄒᆞᄂᆞ니 各각 닐굽 壯장을 ᄯᅳ라

經驗救急方 急抱起解下切不可截縄即以衣物塞兩耳將竹筒於口中吹氣及以衣

物緊塞二物爲妙凡縊者從早至晚雖已
冷必可救從夜至早稍難救若心上溫一
日已上猶可救切不可截斷繩欵欵地抱
起其身緩解繩放臥令人踏其肩以手拔
其髮常令一人緊以手擦胷脇一人以手
摩擨臂足屈伸之若已僵漸強屈之又按
其腹如此一飯時即得氣呼吸矣却身苦
勞動少與官桂湯及粥清令喉潤更令兩

人以葦管吹其耳中尤妙 依此法救無不

活者 섈리아나니르왼고글오ᄇᆡᄌᆞᆺ간도노굿ᄃᆞᄆᆞᆯ오조자히오ᄉᆞ로두귀막

고대롱ᄋᆞ로입안해氣ᄐᆡᆼ分분ᄋᆞᆯ블오오ᄉᆞ로두거술구ᄃᆡ마고마됴ᄒᆞ나믈왓목

ᄆᆡ아주그나아ᄎᆞᆷ브터나조ᄒᆡ나르닌비록ᄶᅡ도어루救ᄒᆞᇰᄒᆞ려니와밤브터아ᄎᆞ

ᄆᆡ니르닌救ᄒᆞᇰ호미이려우니ᄒᆞ다가가ᄉᆞ미ᄒᆞᆺᄒᆞ면ᄒᆞᄅᆞᆺ内ᄇᆡᆼᄂᆞᆫ어루救ᄒᆞᇰᄒᆞᆫ리

나ᄌᆞᆷ간도노긋디말오ᄌᆞᄂᆞᆨᄌᆞᄂᆞ기그모ᄆᆞᆯ야나니르완고노홀발회야그르고뉴

이고사ᄅᆞᄆᆞ로그엿게ᄅᆞᆯᄇᆞᆲ고소ᄂᆞ로머ᄐᆞᄐᆡᄐᆞᆯᄲᅡ혀며샹ᄇᆡᄒᆞᆫ사ᄅᆞᄆᆞ로ᄇᆡ아소

ᄂᆞ로가ᄉᆞᆷ과녑과ᄅᆞᆯᄲᆞᆺ고ᄒᆞᆫ사ᄅᆞ미소ᄂᆞ로ᄇᆞᆯ콰바ᄅᆞᆯᄲᆞᆺ고구피락펴락게ᄒᆞ라ᄒᆞ

다가세완거든점졈구피고또그비ᄅᆞᆯ믄ᄌᆞᆯ다니이ᄀᆞ티ᄒᆞᆫ밥ᄢᅳᆷ만ᄒᆞ면곧氣킝分

분을어더숨쉬ᄂᆞ니라모마이처귀든져기官관桂궹湯탕ᄱᅡ粥죡므를마겨모기

ᄎᆞᆺ개ᄒᆞ고ᄯᅩ두사ᄅᆞ미븐졸ᄋᆞ로긋곰글블에호마더됴ᄒᆞ니아法법을브터救ᄀᆞᇢ

ᄒᆞ면사디아니ᄒᆞ라업스니라

得效方緊用兩手掩其口勿令透氣兩時氣

急卽活ᄆᆡ이두소ᄂᆞ로그이블마가氣킝分분이ᄉᆞ몯ᄃᆞ아니캐두時씽刻

큭을ᄒᆞ면氣킝分분이急급ᄒᆞ면즉자히사ᄂᆞ니라

壽域神方治自縊就以所縊繩燒三指撮白

湯調服之 목ᄆᆡ야 주그닐 고툐ᄃᆡ 미얏던 노ᄒᆞᆯ 세 숫가락으로 자보나 만

ᄃᆞ라 더운 므레 프러 머기라 又方 未解下 先用膝頭或

手厚裹衣物緊塞穀道 抱起解下 揉其項

痕 撚正喉 搯鼻及吹兩耳 待其氣回 方可

放手 若泄氣則不可救矣 또 그르디 아니ᄒᆞ야셔 몬져 무

루ᄑᆡ어나 소니어나 오ᄉᆞ로 두터이 ᄡᅡ 밋굼글 구디 막고 아나 니르와다 그르고 오

갯 해므ᄅᆞᆯ 주므르며 ᄆᆞᄀᆞᆯ ᄆᆞᆫ져 고고 해 불며 두 귀ᄅᆞᆯ 부러 氣킝分분이 도라오ᄆᆞᆯ 가

드려ᅀᅡ 소ᄂᆞᆯ 쉬올디니 ᄒᆞ다가 氣킝分분이 셔면 救궁티 몯ᄒᆞ리라 又方 卽

於鼻下人中穴針灸遂活 ᄯᅩ 人ᅀᅵᆫ中듕穴ᅘᅧᇙ을 鍼짐ᄒᆞ고 ᄯᅳ면 사ᄂᆞ니라

經驗秘方治自縊死梁上塵如豆兩耳鼻四處各納一粒以筒令四人極齊吹之即活矣 목ᄆᆡ야 주근 닐 고툐ᄃᆡ 보우흿 드트를 콩 만ᄒᆞ닐 두 귀 두 고 네 고대 各각 各각 ᄒᆞᆫ 나ᄎᆞᆯ 녀코 대롱ᄋᆞ로 네 사ᄅᆞ미 ᄀᆞ장 ᄌᆞ기 블에 ᄒᆞ면 즉재 살리라

嘗見大全良方以藍研取汁灌之或以雞屎白如棗大以酒半盞和研灌服及著鼻中

尤佳 족올ᄀᆞ라 ᄌᆞᄇᆞᆯ 取ᄎᆔᇰᄒᆞ야 브ᅀᅳ라 시 ᄒᆞᆨ 돌가ᄯᅩᆼ 한 기·시 大땡 棗膏 만ᄒᆞ날

술 半반잔애 ᄠᅳ리ᄀᆞ라 브ᅀᅳ며 곳곰 그녀 ᄒᆞ미 ᄐᆡ ᄯᅩ ᄒᆞ니라

失欠頷車蹉候第十八

千金方治失欠頰車蹉開張不合方一人以手指牽其頤以漸推之則復入矣推當疾出其指恐誤嚙傷人指也 하외옴 그르 ᄒᆞ야 ᄐᆞᆨ 글희여 ᄲᅧ 리고 어우ᄃᆞ 아니ᄒᆞᄂᆞᆫ 고目 눈 法법은 ᄒᆞᆫ 사ᄅᆞ미 ᄉᆞᆫ가락ᄋᆞ로 그 ᄐᆞᆨᄋᆞᆯ ᄃᆞᆼᄀᆞ아 ᄌᆞᆷᄌᆞᆷ 밀면 다시 드ᄂᆞ니 믈오 모로매 그 ᄉᆞᆫ가락 ᄀᆞᆯ ᄲᆞᆯ리 내욜디니 ᄲᅡᄅᆞ미 ᄉᆞᆫ가라ᄀᆞᆯ 그르

들ᄭᅡ저프니라 又方治失欠頰車蹉方 消蠟和水

傳之 ᄯᅩ하외욤그르ᄒᆞ야ᄐᆞᆨᄀᆞᆯ희여디닐 고티논 밀ᄆᆡᆸ은ᄢᅵ를 노겨 므레 ᄐᆞ며

브티라

金瘡第十九

聖惠方金瘡失血其人當苦渴然須忌之常

令乾食與肥脂之物以止其渴又不得多

飮粥則血溢出殺人也又忌嗔怒及大言

笑思想陰陽動作勞力若食鹹酸飮食熱

羹臛葷皆使瘡痛衝發甚者卽死金금瘡창애피
흘리면그사ᄅᆞ미번ᄃᆞ기ᄀᆞ장목몰라ᄒᆞᄂᆞ니그러나모로매ᄎᆞ마샹녜ᄆᆞᄅᆞᆫ飮ᅙᅳᆷ
食씩과진기름긘기슬미겨목몰로몰그치고ᄯᅩ粥쥭을해머기디마롤디니피솟
나사ᄅᆞ몰주기ᄂᆞ니라ᄯᅩ嗔친心심과믜야말ᄒᆞᆷ과우ᅀᅮᆷ과陰ᅙᅳᆷ陽양올ᄉᆞ랑ᄒᆞᆷ과
뮈우며힘ᄡᅮ믈마롤디니ᄒᆞ다가ᄧᆞᆫ것과신것과ᄃᆞ운羹깅과고가ᄅᆞᆯ머그면다瘡
창이알ᄑᆞ다시發벓ᄒᆞᄂᆞ니甚씸ᄒᆞᄂᆞᆫ즉재죽ᄂᆞ니라治金瘡大散
方五月五日平旦使四人出四方各於五
里內採一方草木莖葉每種各半把勿令

漏脫一事日正午時切碓擣用石灰一斗
擣令極爛仍先選揀大實桑樹三兩株鑿
作孔令可受藥然分藥於孔中實築令堅
後以桑樹皮蔽之用麻擣石灰密泥令不
泄氣更以桑皮纏之令牢至九月九日午
時出取陰乾百日藥成擣之日曝令乾更
擣絹羅貯之凡有金瘡傷折出血用藥封
裹勿令轉動不過十日瘥不膿不腫不畏

風若傷後數月始得用藥須膿水洗令血

出卽傳之此藥大驗 金금瘡창고티ᄂᆞᆫ大땡散산方방은五ᅌᅩᆼ

月웛五ᅌᅩᆼ日ᅀᅵᇙ平뼝明명·에네사ᄅᆞᄆᆞ로 四ᄉᆞᆼ方방·이보·내·야各각各각五ᅌᅩᆼ里링

안햇ᄒᆞᆫ方방草초ᇢ木목ᄌᆞᆯ기와닙과ᄅᆞᆯ가 지·마다各각半반ᄌᆞᆷ을키요ᄃᆡᄒᆞ·나토이

니ᄒᆞ니업시ᄒᆞ야바ᄅᆞ나지사ᄒᆞ라다허 石쎡灰ᅘᅬᆼᄒᆞᆫ·마ᄅᆞᆯ다ᄒᆞᆫᄃᆡᄀᆞ장나기ᄒᆞ고

몬져큰ᄲᅩᆼ나모두서흘ᄀᆞᆯᄒᆡ야구무ᄑᆞ뎌 藥약ᄃᆞᆯ만ᄒᆞ야藥약을ᄀᆞᆷ그ᄂᆞᆫ화녀콰그

ᄃᆞ기다아ᄆᆞᆫ게코後ᅘᅮᇢ에ᄡᅮᆨ거츠로막고 삼조처石쎡灰ᅘᅬᆼᄅᆞᆯ다ᄒᆞ야구디불라氣킝콩

分분나디아니케코다시ᄲᅩᆼ새ᄎᆞ로얼거 ᄀᆞᆫ게코九궇月웛九궇日ᅀᅵᇙ午ᅌᅩᆼ時씽예

니르러내야一ᅙᅵᇙ百ᄇᆡᆨ나ᄅᆞᆯᄀᆞᄂᆞᆯ해ᄆᆞᆯ외
야藥약이일어든디하ᄒᆡ에ᄆᆞᆯ외야다사
디허기베처ᄀᆞ초라물엿金금瘡창血훯어
나것거나ᄑᆞ나거든藥약ᄋᆞ로ᄡᆞ고움즈
기ᄯᅵ아ᄣᅵ[illegible]ᄒᆞ면열흐를디나디아니ᄒᆞ
야듣ᄂᆞ나곪디아니ᄒᆞ며붓디아니ᄒᆞ며
ᄇᆞᄅᆞ몰져티아니ᄒᆞᄂᆞ니ᄒᆞ다가傷샹ᄒᆞᆫ
後ᅘᅮᇢ사나ᄋᆞ래바ᄅᆞ서藥약을ᄲᅳᆯ디니모
로매더운므레시서피나게ᄒᆞ고곤브틀
디니이藥약이ᄀᆞ장神씬驗엄ᄒᆞ나라
又方治金瘡或肌肉斷裂右剝取新桑皮
作線縫之又以新桑皮裹之又以桑白汁
塗之極驗小瘡但以桑皮裹之便差如斷

筋取旋復根擣封之卽續 ᄯᅩ 金금瘡창 고티며 시혹 ᄉᆞᆯ하

그처디며 ᄢᅧ야디거든 새 ᄡᅵᆹ거출 밧겨 실 ᄆᆡᆼᄀᆞ라 ᄒᆞ고 ᄯᅩ 새 ᄡᅵᆹ기 ᄎᆞ로 ᄡᅡ고 ᄯᅩ ᄣᅮᇰ ᄒᆞᆫ

즙으로 ᄇᆞᄅᆞ면 지극 神신驗험ᄒᆞ니라 져근 瘡창은 오직 ᄡᅵᆹ거ᄎᆞ로 ᄡᅡ면 곧 됴ᄂᆞ나

ᄒᆞ다가 히미 긋거든 旋션復복根근을 取츙ᄒᆞ야 디허 ᄡᅡ면 곧 닛ᄂᆞ니라 又方

治刀傷斧所等瘡右取黑氈燒爲灰細研

傅傷損處封裹勿動直待生肌爲妙 ᄯᅩ 갈해 헐

며 도ᄎᆡ예 버흔 돌햇 瘡창을 고툐ᄃᆡ 거믄 사우글 ᄉᆞ라 ᄌᆡ ᄆᆡᆼᄀᆞ라 ᄀᆞᄂᆞ리 ᄀᆞ라 헌 ᄃᆡ

브티고 ᄡᅳ려 뮈우디 말오 ᄉᆞᆯ ᄂᆞᆯ ᄀᆞ장 기ᄃᆞ료미 됴ᄒᆞ나라 又方治金瘡

止痛右取馬蹄燒灰令極細不計時候以
煖酒調下二錢 또 金금瘡창ᄋᆞᆯ 고텨 알포ᄆᆞᆯ 긋게 호ᄃᆡ ᄆᆞᆯ구블 ᄉᆞ라
ᄀᆞ장 ᄀᆞᄂᆞ리 ᄒᆞ야 時씽節졇 혜디 말오 다온 수래 두 돈ᄋᆞᆯ 프러 머그라 又方
治金瘡但刀斧傷損出血不止宜用此 石
榴花半斤 石灰一斤炒 右件藥擣細羅爲散傅
瘡上以帛裹勿令着風水瘡合差 또 金금瘡창을 고툐ᄃᆡ 오직 갈콰 도최에 헐여 피 나 긋디 아니커든 이를 ᄡᅳᆯ디니 石쎡榴률ㅅ 곳 半
반斤근과 石쎡灰횡 ᄒᆞᆫ 斤근ᄋᆞᆯ 봇가 ᄃᆡ허 ᄀᆞᄂᆞ리 처 散산 밍ᄀᆞ라 瘡창ᄋᆡ 브ᄅᆞ고 ᄀᆞ

브로ᄡᅳ러 ᄇᆞᄅᆞᆷ과 믈와 맛디 아니케 ᄒᆞ야 瘡창이 어올면 됸ᄂᆞ니라

又方取小便服三兩盞即差 ᄯᅩ 小숗便뼌 두서 잔을 머그면 즉재 됸ᄂᆞ니라

又方金瘡血不止杏仁去皮如泥搗石灰等分 右件藥同研每用以猪脂和傳之日二三度即差 ᄯᅩ 金금瘡창애 피 긋디 아니커든 ᄉᆞᆯ곳 ᄌᆞᄉᆞᄅᆞᆯ 갓 밧겨 즌ᄒᆞᆰ ᄀᆞ티 디코 石셕灰횡와 等등分분ᄒᆞ야 ᄒᆞᆫᄃᆡ ᄀᆞ라 도ᄐᆡ 기르므로 ᄆᆞ라 브툐ᄃᆡ ᄒᆞᄅᆞ 두세 번곰 ᄒᆞ면 즉재 됸ᄂᆞ니라

又方燒青布作灰傳瘡上裏傳之數日後差矣 ᄯᅩ 프른 뵈ᄅᆞᆯ ᄉᆞ라 ᄌᆡ ᄆᆡᇰᄀᆞ라 瘡창의 ᄇᆞᄅᆞ

고ᄡᅵ리면 잇사나ᄋᆞᆯ 後ᅘᅮᇢ에 ᄠᅳᆫᄂᆞ니라 又方取狼牙草莖葉

爛搗傳之 ᄯᅩ 狼랑牙앙草총ㅅ 줄기와 닙과ᄅᆞᆯ 므르디허 브티라 又

方取紫檀末以傳瘡上止痛止血生肌甚

効 ᄯᅩ 紫ᄌᆞᆼ檀딴ㅅ ᄀᆞᆯᄋᆞᆯ 瘡창의 브티면 알ᄑᆞ미 긋고 피 긋고 ᅀᆞᆯ 나ᄂᆞ니 甚씸히 됴

ᄒᆞ니라 又方治金瘡止痛牡礪散 牡礪半両

石膏一分 右件藥擣羅更細研用煉了猪膏

調成膏以封瘡上痛即止 ᄯᅩ 金금瘡창ᄋᆞᆯ 고텨 알ᄑᆞᆷ 긋게

ᄒᆞᄂᆞᆫ 牡뭏礪렝散산은 牡뭏礪렝 半반両 량과 石쎡膏곻 ᄒᆞᆫ 分분을 디허 ᄎᆞ고 다시

ᄀᆞᄂᆞ리 ᄀᆞ라 煉련ᄒᆞᆫ 도ᄐᆡ 곱ᄋᆞᆯ 노겨 골ᄆᆡᆼᄀᆞ라 瘡창의 브티면 알ᄑᆞ미 즉재 긋ᄂᆞ니

라

又方取雄黃末傅瘡上當用有汁出卽差 ᄯᅩ 雄ᅘᅮᇰ黃ᅘᅪᇰㅅ 골ᄋᆞᆯ 瘡창의 브티면 반ᄃᆞ기 汁집이 나리니 즉재 됸ᄂᆞ니라

又方金瘡血不止疼痛以龍骨細研傅瘡上 ᄯᅩ 金금瘡창애 피 긋디 아니코 알ᄑᆞ거든 龍룡骨곯ᄋᆞᆯ ᄀᆞᄂᆞ리 ᄀᆞ라 瘡창의 브티라

又方用桑根半斤剉以水一斗煎取五升不計時候煖服一盞服盡卽効 ᄯᅩ ᄲᅩᇰ나못 불휘 半반斤근을 사ᄒᆞ라 믈 ᄒᆞᆫ 말로 글혀 닷 되ᄅᆞᆯ 取츙ᄒᆞ야 時씽節졇 혜디 말오 데여 ᄒᆞᆫ

잔을머구ᄃᆡ다머그면즉재됸ᄂᆞ나라 又方以石灰擣爲末
厚傅瘡上用絲子裹之若瘡口深不合者
內少許末令瘡漸漸合也 또石쎡灰횡를다허細솅末맗
ᄒᆞ야瘡창의두텨이브르고소오ᄆᆞ로ᄡᅡ되ᄒᆞ다가瘡창이가펴여우다아나커든
저가ᄀᆞᆯᄋᆞᆯ녀허瘡창이졈졈어울에ᄒᆞ라 又方用乾鹽梅燒作
灰細研傅瘡上卽差 또소고매ᄆᆞᆯ와욘梅ᄆᆡᆼ實씷을ᄉᆞ라ᄀᆞᄂᆞ
리ᄀᆞ라瘡창의브티면즉재됸ᄂᆞ나라 又方治金瘡血出不
止取車前葉爛擣傅之血卽止連根取用

亦効 ᄯᅩ金금瘡창·애·피·나긋·디아·니커·든車챵前쪈·니플므르·디·허·브·타·면·파
주재ᄀᆞᆺ·ᄂᆞ니블·휘조·쳐·ᄡᅮ미·ᄯᅩ됴ᄒᆞ니·라 治金瘡內漏瘀血在
腹中脹滿宜服䖟蟲散 䖟蟲 三十枚去足微炒
桃仁 一兩湯浸去皮尖雙仁麩炒微黃 桂心 一兩去麁皮 川大
黃 三兩剉碎微炒 水蛭 三十枚炒令微黃 右件藥擣細羅
爲散每服二錢用童子小便一中盞煎至
五分溫溫和滓服日五服夜三服如卒無
小便用酒水代之亦得 金금瘡창·이·피안ᄒᆞ로ᄉᆞᄆᆞ·차얼·읜

피ᄆᆡ산·ᄒᆡ이·사ᅘᅣᇰᄒᆞᆫ귀ᄃᆞᆫ黃ᅘᅪᇰ[illegible]ᅘᅩᇰ散산·을ᄆᆡ·굴ᄃᆞ니黃ᅘᅪᇰ[illegible]ᄯᅩᆼ벌ᄒᆞᆫ·나·출·ᄂᆞ래·와

앗고기올와섯개봇가저기노ᄅᆞ개·코桂꿩皮삥ᄒᆞᆫ兩량半반·을麁총ᄒᆞᆫ가·출밧·기

·고川춴大땡黃ᅘᅪᇰ석兩량·을사ᄒᆞ라잢간봇·고·기·머라셜·흔·나·출봇·가잢간노ᄅᆞ·개

ᄒᆞ·고·이藥·약ᄃᆞᆯᄒᆞᆯ디·히ᄀᆞᄂᆞ·리처散산ᄆᆡᆼ·ᄀᆞ라ᄒᆞᆫ服뽁·애·두:돈·곰아·ᄒᆡ오·좀ᄒᆞᆫ中듕

잔ᄋᆞ·로글·혀다ᄉᆞᆺ分분·에니르거·든ᄃᆞ·시·ᄒᆞ·야滓·ᄌᆞᆼ조·쳐머구·ᄃᆡ나·지다ᄉᆞᆺ번먹·고

바·ᄆᆡ:세번머그·라·ᄒᆞ다가밧·바小숗便뼌:업거·든수·리·나므리·나·ᄒᆞ야·도됴ᄒᆞ·리·라

又方治金瘡內漏血入腹中 大麻仁一升

葱白二七莖 右相和搗令熟以水三大盞煮取一盞去滓分爲三服若血出不盡腹中有膿血更令服當下膿血効 또 金금瘡창이 안ᄒᆞ로 ᄉᆞᄆᆞ차 피 비 안헤 들어든 열ᄡᅵ ᄒᆞᆫ 되와 파 두 닐굽 줄기ᄅᆞᆯ 섯거 디하 니개 ᄒᆞ야 믈 세 큰 잔ᄋᆞ로 글혀 ᄒᆞᆫ 잔ᄋᆞᆯ 取츙ᄒᆞ야 즈ᅀᅴ 앗고 ᄂᆞᆫ화 세 베네 머고ᄃᆡ ᄒᆞ다가 ᄯᅡ믄 다 나바 안해 골ᄆᆞᆫ 피 잇거든 다시 머가면 골ᄆᆞᆫ 피 ᄂᆞ려 됴ᄒᆞ라라

又方 蒲黃二兩當歸二兩末 右相和更研令勻每服以溫酒調下一錢日四五服 또 蒲뽕黃ᅘᅪᇰ 두 兩량과 當당歸귕 두

兩량올細솅末맗ᄒᆞ야섯거다시ᄀᆞ라고 ᄅᆞ개ᄒᆞ야ᄒᆞᆫ번머고매ᄃᆞᄉᆞᆫ술로ᄒᆞᆫ존올

프러머고되ᄒᆞᄅᆞ 네다ᄉᆞᆺ번머그라 金瘡內漏血在腹中不

出以牡丹擣細羅爲散不計時候以溫酒

調下三錢 金금瘡창이안ᄒᆞ로ᄉᆞᄆᆞ차피 비안해이셔나디아니커든牡

뭉丹단올디히細솅末맗ᄒᆞ야처散산밍 ᄀᆞ라時씽節졇혜다마오ᄃᆞᄉᆞᆫ술로ᄡᅥ돈

올프러 머그라 又方以馬齒莧擣取汁每服煖飲

一小盞卽止兼治惡血在腹中 ᄯᅩ馬망齒 칭莧현올

디허汁즙아ᅀᅡ머글제데여ᄒᆞᆫ小숑盞잔 올머그면곧긋ᄂᆞ니모딘피비안해이쇼

ᄆᆞᆯ조쳐고 타ᄂᆞ니라

衛生易簡方金瘡血不止用小薊葉接爛封之金금瘡창피굿디아니커든小쇼ᇢ薊곙니플니기부븨여브타라

又方用白薇末貼之立止또白ᄈᆡᆨ薇밍ㅅᄀᆞᆯᄋᆞᆯᄇᆞ티면즉재긋ᄂᆞ니라

又方用白芍藥一兩熬黃爲末酒調二錢服或米飮亦止痛또白ᄈᆡᆨ芍쟉藥약ᄒᆞᆫ兩량ᄋᆞᆯ봇가누르거든細솅末맗ᄒᆞ야수레두돈을프러머그며시혹ᄡᆞᆯ글힌므레머거도또알ᄑᆞ미긋ᄂᆞ니라

又方用血竭末傅之血與疼痛立止

ᄯᅩ 血ᅘᅧᇙ竭껋ㅅ ᄀᆞᆯᄋᆞᆯ 브티면 피와 알ᄑᆞ미 즉재 긋ᄂᆞ니라 又方金瘡腸

出隨即推入用桑皮作線縫住以熱雞血

塗之 ᄯᅩ 金금瘡창ᄋᆡ 챵ᄌᆞ 나거든 卽즉時씽예 미러 녀코 뽕거ᄎᆞ로 실 밍ᄀᆞ라

호면 됴ᄒᆞ니 더운 ᄃᆞᆯ기 피로 ᄇᆞᄅᆞ라 又方用青蒿搗傳止血

定痛生肌甚良 ᄯᅩ 青쳥蒿흫ᄅᆞᆯ 디허 ᄇᆞᄅᆞ면 피 그ᄎᆞ며 알ᄑᆞ마 그ᄎᆞ

며 ᄉᆞᆯ히 내 사ᄂᆞ니 ᄀᆞ장 됴ᄒᆞ니라

經驗良方治金瘡 木賊三兩 麻黃去節一兩 甘草

七錢半 右爲細末每服五錢熱酒調下先整

骨了夾定飮之令醉 金금瘡창고툐ᄃᆡ令 세쎄兩량과麻마黃

향무ᄃᆡ어ᄉᆞᄒᆞᆫ兩량과甘감草촣닐굽돈 半반올細솅末ᄆᆞᆯᄒᆞ야ᄒᆞᆫ服뽁애다ᄉᆞᆺ돈

온더운수레ᄠᅳ러먹고몬져ᄲᅧᄅᆞᆯ고 텨ᄲᅧ단기고술머겨醉ᄌᆔᇰ케ᄒᆞ라 又方

治金瘡中風痙角弓反張蒜半升破去心

皮右以無灰酒二升煮令極爛細研每服

一合已來須臾得汗即差 ᄯᅩ金금瘡창의 ᄇᆞᄅᆞᆷ마자왜트

닐고툐ᄃᆡ마ᄂᆞᆯ半반되ᄅᆞᆯᄣᅢ혀고귀양파 거ᄑᆞ를앗고ᄌᆡ업슨술두되로글혀ᄀᆞ장

므르게ᄒᆞ야ᄀᆞᄂᆞ리ᄀᆞ라ᄒᆞᆫ번머구ᄃᆡᄒᆞᆫ 홉만ᄒᆞ면아나한더ᄡᅡᄯᆞᆷ나면즉재됻ᄂᆞ

니·라

又方 雞糞二兩 黑豆一升洗淨炒令焦黑 右以酒

三升煎熱投藥於酒中更煎三五沸去滓

時時隨多少飮之令盡得汗爲佳未汗卽

更作服以汗出爲度 ·또 ᄃᆞᆯ·기 ᄯᅩᆼ 두 兩량과 거·믄 콩 ᄒᆞᆫ ·되·ᄅᆞᆯ 조·하

시·서 ᄇᆞᆺ·가 검·게 ᄒᆞ·고 술 :서 ·되·로 글·혀 ·덥·거 ·든 藥·약·ᄋᆞᆯ 수·레 녀·허 다·시 :세 다·ᄉᆞᆺ 번 글·히

·고 즈·ᅀᅴ 아·ᅀᅡ 時씽時씽·에 ·하·거·나 :젹·거·나 머·거 :업·게 ᄒᆞ·야 ·ᄯᆞᆷ :나·미 :됴ᄒᆞ·니 ·ᄯᆞᆷ :곳 아·나

·나·거·든 다·시 ᄆᆡᆼ·ᄀᆞ·라 머·거 ·ᄯᆞᆷ 날 :ᄀᆞ·장 ᄒᆞ·과 又方 雞子三枚 烏麻

油五合 合煎稍稠待冷塗瘡上極妙 ·또 ᄃᆞᆯ·기 ·알 :세 :낫

파ᄎᆞᆷ기름ᄆᆞᆺᄒᆞᇙ블ᄒᆞᆫᄃᆡ달혀져기두텁
거든처와헌ᄃᆡᄇᆞᄅᆞ면ᄀᆞ장됴ᄒᆞ니라

救急方上 終

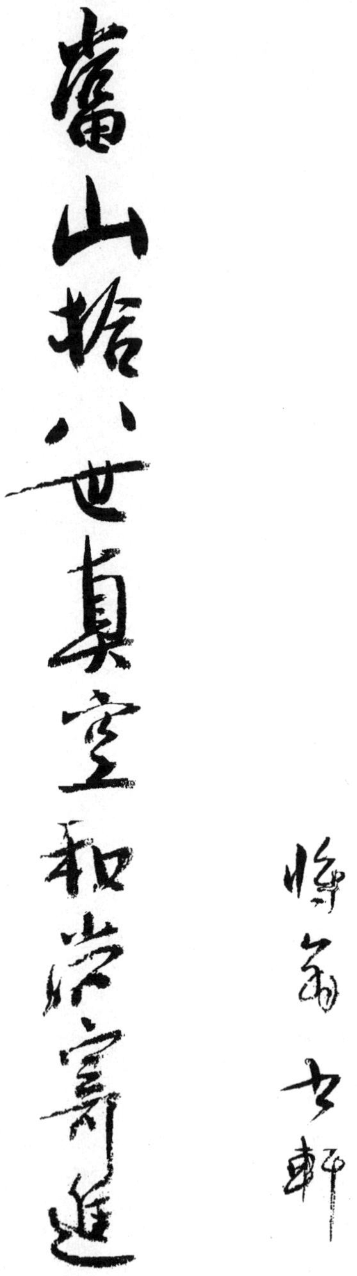
當山拾八世眞空和尙寄進

救急方 下

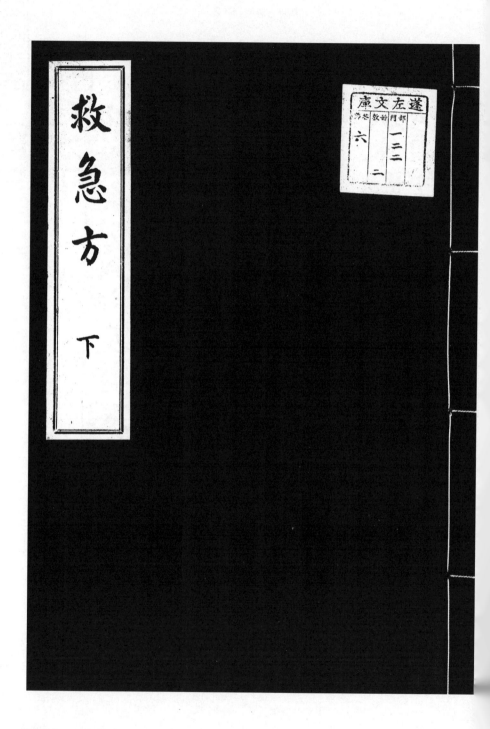

救急方下

箭鏃金刃入肉及骨不出第二十 竹木刺附

聖惠方夫箭中於骨骨破者須出箭鏃仍應
除碎骨盡乃傳藥不爾者瘡永不合縱合
常有疼痛若更犯觸損傷便驚血沸潰則
死也出箭頭雄黃丸 雄黃 蜣蜋研 不
灰木以牛糞燒令赤 葳靈仙 朝生花各一分 鼠一枚
去頭取血 右爲末入鼠血幷鍊蜜和丸如黃米

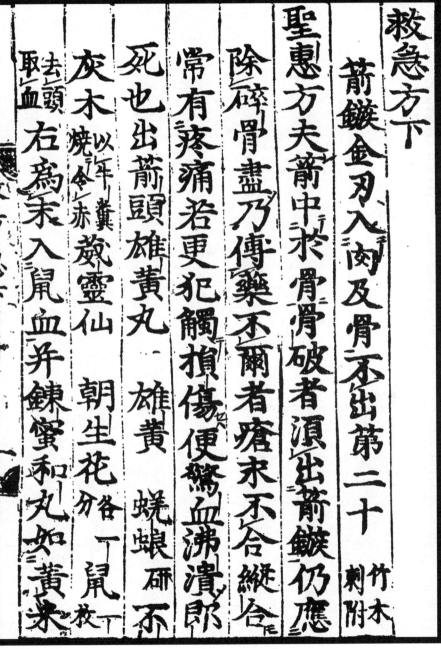

大內瘡口其箭頭不計年遠自出사리ᄢᅦ에마자
ᄢᅦᄒᆞ야디닌ᄆᆞ로매살미들래오ᄯᅩ붓어
ᄀᆞᆫᄢᅢᄅᆞᆯ아소ᄃᆡ다ᄒᆞ야사藥약올ᄇᆞ됴리
니그리아니ᄒᆞ닌힌ᄃᆡ오래암ᄀᆞ더아니
ᄒᆞ며바ᄅᆞᆨ암ᄀᆞ리도샹녜알ᄀᆞᆺ다가ᄒᆞ다
ᄁᆞ다시다터ᄒᆞ야디먼곤놀란피솟고
와ᄲᅢᄀᆞ여즉제즉ᄂᆞ니라삸근내ᄂᆞᆫ雄ᅘᅮᆼ
黃ᅘᅪᆼ丸ᅘᅪᆫᄋᆞᆫ雄ᅘᅮᆼ黃ᅘᅪᆼ과蜣컁蜋량ᄀᆞ로
니와不붏灰ᅙᅬᆼ木목온쇠똥ᄋᆞ로ᄉᆞ라블
개ᄒᆞ니와葳ᅙᅱᆼ靈령仙션과朝됴生ᄉᆡᆼ花
ᅘᅪᆼ各각ᄒᆞᆫ分분과쥐ᄒᆞᆫ나ᄎᆞᆯ머리버혀ᄭᅬ
아사細솅末맗ᄒᆞ고쥐피ᄃᆞ려鍊련ᄒᆞᆫᄢᅮᆯ
조차丸ᅘᅪᆫ지소ᄃᆡ조ᄡᆞᆯ만ᄒᆞ야瘡창口쿵
에녀호면그삸그티히오ᄅᆞᆯᄆᆞᆯ
ᄒᆡ디아나ᄒᆞ야ᄣᅢ나ᄂᆞ니리
又方治被

刺入肉或是針棘竹木等多日不出疼痛

人參一兩 去蘆 龍葵根一把 淨洗去皮 醋少許 臘月猪

脂一兩 右合搗令勻每用時取少許傅瘡上

其刺自出 ᄯᅩ 가시 ᄉᆞᆯ해 들며 시혹 바ᄂᆞᆯ와 가시와 대와 나모 돌ᄒᆞ 겨라 날와

나디 아니ᄒᆞ야 알ᄑᆞ닐고 됴더 人신參ᄉᆞᆷ ᄒᆞᆫ 兩량 머라 버혀니와 龍룡葵ᄭᅲᆼ 불휘 ᄒᆞᆫ

줌 조히 시서 겁질 밧기니와 醋총 져기와 臘랍月월猪뎡 기름 ᄒᆞᆫ 兩량ᄋᆞᆯ 모도와 다

허 고ᄅᆞ게 ᄒᆞ고 미샹 ᄡᅳᆯ 제 져기 取츙ᄒᆞ야 헌 우희 ᄇᆞᄅᆞ면 그 가시 自ᄍᆞ 나ᄂᆞ니라

經驗良方 生薑自然汁酒調下日三服二十

目出服後以薑數片煨之 生ᄉᆡᇰ薑강自ᄍᆞᆼ然ᅀᅧᆫ汁집을 수레 프러 더고ᄃᆡ ᄒᆞᄅᆞ 세 번곰 머구몰 스므나ᄅᆞᆯ ᄒᆞ면 나ᄂᆞ니 머근 後ᅘᅮᇢ에 生ᄉᆡᇰ薑강 두세 片편으로 자즐 머그라

又方箭鏃入骨取不出疼痛不可忍 巴豆三枚去皮 蜣蜋三枚生用 右件藥相和研令極細塗所傷處瘡微痒且忍極痒不可忍卽撼箭鏃拔之立出速以生肌膏貼之神効生肌膏太乙膏之類 ᄯᅩ 살미 ᄲᅧ에 드러 아소ᄃᆡ 나디 아니ᄒᆞ야 알파 ᄎᆞᆷ디 몯ᄒᆞ리어든 巴방豆뜨ᇢ 세 낫 갓 밧가니와 蜣

캉蜋량 세 낫ᄂᆞᆯ 섯거 ᄀᆞ로ᄃᆡ ᄀᆞ장 ᄀᆞᄂᆞᆯ에 ᄒᆞ야 헌ᄯᅢ 헤ᄇᆞᄅᆞ면 瘡창 아ᄶᅧ 가ᄇᆡ랍거든 ᄎᆞᆷ고 ᄀᆞ장 ᄇᆞ라와 ᄎᆞᆷ디 몯ᄒᆞ리어든 즉재 ᄡᅡᆯ미 ᄃᆞᆯ아 이 ᄢᅦ혀면 믄득 나ᄂᆞ니 ᄲᆞᆯ리 ᄉᆞᆯ 내자ᄂᆞᆫ 膏공로 브티면 神씬驗험ᄒᆞ니 ᄉᆞᆯ 내싸ᄂᆞᆫ 膏공ᄂᆞᆫ 太탱乙ᅙᅵᇙ膏공類륭ㅣ라

聖濟總錄 治箭鏃毒藥入肌肉不出 牡丹皮二分爲末 白鹽半兩 右同研勻爲末每服二錢 溫酒調下日三服其箭鏃漸漸自出 ᄉᆞᆯ믿 모딘 藥약이 ᄉᆞᆯ해 드러 나디 아니커든고됴ᄃᆡ 牡뭏丹단皮삥 細솅末ᄆᆞᇙᄒᆞᆫ 두 分분과 ᄒᆡᆫ 소곰 半반兩량ᄋᆞᆯ ᄒᆞᆫᄃᆡ 다 ᄀᆞ라 ᄀᆞᆯ아 細솅末ᄆᆞᇙ ᄒᆞ야 ᄒᆞᆫ 번 머글 제 두 돈ᄋᆞᆯ ᄃᆞᄉᆞᆫ 수레 ᄠᅳ

려 머구ᄃᆡ ᄒᆞᄅᆞ 세 번곰 머그면 又方治毒
살미 티 漸졈漸졈 제 나ᄂᆞ니라
䕡茹傷煩亂欲絕大麻子三升擣取自然
汁每服半鍾許日再服 또 모ᄅᆞᆫ 사래 傷샹ᄒᆞ야 닶가와 주그
릴 고툐ᄃᆡ 大땡麻망子중 서 되ᄅᆞᆯ 디허 自쭝然연汁즙 아사 ᄒᆞᆫ 번 머고 매 半반 鍾종
만 호ᄃᆡ ᄒᆞᄅᆞ 두 번 머그라 又方治毒䕡蘆根擣取自然
汁每服半鍾許日二夜一 또 모ᄅᆞᆫ 살 고툐ᄃᆡ ᄀᆞᆯ 불휘ᄅᆞᆯ 디
허 自쭝然연汁즙 아사 ᄒᆞᆫ 번 머고 매 半반 鍾종 만 효ᄃᆡ 나죄 두 번 바ᄆᆡ ᄒᆞᆫ 번 ᄒᆞ라
又方藕取汁飮之唯多爲妙 또 蓮련ㅅ 불휘 汁즙 아사 머

구티하도록 됴ᄒᆞ니라 又方生薑半斤切研如泥取

自然汁飲半鍾未退再服 ᄯᅩ生싱薑강半반斤근을사ᄒᆞ

라ᄀᆞ로ᄃᆡ ᄌᆞᆫᄒᆞᆰᄀᆞ티ᄒᆞ야自ᄍᆞᆼ然연汁집 아ᅀᅡ半반鍾죵을머그ᄃᆡ 됴티아니커든

다시머그라 又方箭鏃不出葛根生者三斤剉

細研絞取自然汁每服半鍾不拘時日三

治一切金瘡無不効 ᄯᅩ살미티나디아니커든 츩불휘놀세斤

근을 ᄀᆞᄂᆞ리사ᄒᆞ라 ᄀᆞ라自ᄍᆞᆼ然연汁집을 ᄧᅡ아ᅀᅡ ᄒᆞᆫ번머구매半반鍾죵곰ᄒᆞᄃᆡ

時씨節졇혜디마오 ᄒᆞᄅᆞ세번ᄒᆞ면 一ᅙᅵᇙ切쳉ᅀ金금瘡창고툐매 됴티아니ᄒᆞᆫ

미 업·스니·라 又方治箭頭入肉不出亦治金瘡
牛膝不限多少擣末以熱水調塗箭頭即
出兼治竹木刺入 ᄯᅩ 삸 그티 ᄉᆞᆯ해 드러 나·디 아·니ᄒᆞ·닐 고·티·며 ᄯᅩ
金금瘡창 고·툐·ᄃᆡ 牛ᅌᅮᇢ膝싫을 하나 져그·나 ᄃᆞ·허 細솅末·맗ᄒᆞ·야 더운 ·믈로 므·라 삸
그·테 ᄇᆞᄅᆞ·면 ·즉·재 ·나ᄂᆞ·니 ·대나모 가·시 ᄃᆞ·닐 조·쳐 고·티ᄂᆞ·니·라 又方烏梅
不限多少擣爲散水和塗之即出 ᄯᅩ 烏ᅙᅩᆼ梅ᄆᆡᆼᄅᆞᆯ
하나 져그·나 ᄃᆞ허 散산ᄆᆡᆼᄀᆞ라 므레 프러 ᄇᆞᄅᆞ·면 즉재 ·나ᄂᆞ니·라 又方箭
鏃及諸刀刃在咽喉胷膈諸隱處不出括

蔞取汁塗瘡上即出 ᄯᅩ 삸믿괴 갈ᄂᆞᆯ히 목과 가ᄉᆞᆷ ᄢᅡ 이러 기픈 고대 이셔 나디 아니커든 括괋蔞ᄅᆞᇢ ᄅᆞᆯ 汁집 아ᅀᅡ 헌 우희 ᄇᆞᄅᆞ면 즉재 나ᄂᆞ니라

又方治毒箭所中藍擣取汁一升飲之并以傅之若無藍取青布漬絞汁服之淋瘡中鏃不出擣死鼠肝塗之鼠腦亦得 ᄯᅩ 모딘 살 마ᄌᆞᆫ ᄃᆡ 고툐ᄃᆡ 족ᄋᆞᆯ 디허 汁집 ᄒᆞᆫ 될 ᄒᆞᅀᅡ 먹고 ᄯᅩ 브툐리니 ᄒᆞ다가 족곳 업거든 프른 뵈ᄅᆞᆯ 저져 ᄶᅡ 집 ᄡᅡ 머그며 헌 안해셔 조ᄃᆞ 삸 미티 나디 아니커든 주근 쥐 肝간ᄋᆞᆯ 디허 ᄇᆞᆯᄅᆞ리니 쥐 머릿 骨곯髓ᄉᆔᆼㅣ ᄯᅩ 됴ᄒᆞ니라

又方箭頭不出

白歛 分二 牡丹皮 分三 右爲細末每服三錢溫
酒調下空心日午臨卧各一服 ·ᄯᅩ 삸 ·그티 나·디 아·니
커·ᄃᆞᆫ 白ᄈᆡᆨ歛렴 두 分분과 牡뭏丹단皮삥 :세 分분·ᄋᆞᆯ 細솅末·맗ᄒᆞ·야 ᄒᆞᆫ 번 머·고매 :세
:돈·곰 ᄃᆞᄉᆞᆫ 수·레 ᄠᅳ·러 空쿵心심과 :낫·과 누을 ·제 各·각 ᄒᆞᆫ 번 머·그·라
聖濟總錄治簽刺在爪甲中痛不可忍梔子
殼半介塡車脂滿殼中大長在指上如痛
處稍癢刺自然出以鑷子取之 ·댓 가·시 손 톱 안·해 이
:셔 알·ᄑᆞ ᄎᆞᆷ디 몯ᄒᆞ릴 고·툐디 梔징子ᄌᆞᆼㅅ 당아·리 半·반 :ᄂᆡ ·채 ᄉᆞᆯ윗 기·르·믈 메·오 :ᄃᆡ봉

아·리예 ᄀᆞᄂᆞ기 ᄒᆞ·야 ᄉᆞᆺ가ᄅᆞ 우·희 ᄆᆡ샹 두·리니 알ᄑᆞᆫ ·ᄯᅴ·히 ·져기 ᄇᆞᆺ·라오·면 가·ᄉᆡ 自ᄍᆞᆼ然ᅀᅧᆫ·히 나ᄂᆞ·니 족접·게로 ᄡᅡ허·리

壽域神方 竹木刺入肉嚼爛地黃罨之即出 대 나못 가ᄉᆡ ᄉᆞᆯ해 들어든 地띵黃ᅘᅪᆼ ᄋᆞᆯ 므르 시·버 마고 브타면 즉재 나ᄂᆞ니·라

一方以蠐螬研爛傅之刺上立出 또 굼벙이ᄅᆞᆯ ᄀᆞ·라 가·시 우·희 브·티·면 은·득 ·나ᄂᆞ니·라

一方爛搗白茅根敷之立出 또 白ᄈᆡᆨ茅ᄆᆞᇢㅅ 불휘ᄅᆞᆯ 므르 디허 ᄇᆞᄅᆞ면 은득 ·나ᄂᆞ니·라

一方用白梅細嚼敷之妙 또 白ᄈᆡᆨ梅ᄆᆡᆼ ᄅᆞᆯ ᄂᆞ로니 시버 ᄇᆞᄅᆞ면 ·됴ᄒᆞ니·라

一

方用黑豆研爛水調塗之妙 ᄯᅩ 거믄 콩ᄋᆞᆯ 므르 ᄀᆞ라 므레 ᄆᆞ라 ᄇᆞᄅᆞ면 됴ᄒᆞ니라

經驗秘方針鐵竹木刺入肉不出者乾羊屎十數粒爲末水調厚塗其上卽住痛其刺自出烏羊屎尤佳 바ᄂᆞᆯ 쇠 대 나못 가시 ᄉᆞᆯ해 드러 나디 아니ᄒᆞᄂᆞᆯ ᄆᆞᄅᆞᆫ 羊양·의 ᄯᅩᇰ 열두서 나ᄎᆞᆯ 細셰末말ᄒᆞ·야 므레 ·프러 그 우·희 두터·이 ᄇᆞᄅᆞ면 즉재 알ᄑᆞ미 긋·고 ·가시 제 나ᄂᆞ·니 거·믄 羊양·의 ᄯᅩᇰ·이 ·더·옥 됴ᄒᆞ니·라

又方嚼栗子黃傅之 ·ᄯᅩ 黃황栗률ᄋᆞᆯ 시·비 ᄇᆞᄅᆞ·라

又方用流黃研

細貼以紙花貼定覺癢時其針卽出 또 流륳黃ᅘᅪᇰ올 ᄀᆞᄂᆞ리 ᄀᆞ라 죠ᄒᆡ예 브텨 브티면 ᄃᆞ라온 제 그 가시 즉재 나ᄂᆞ니라 又方

用雙杏仁搗爛以車脂調勻貼在針瘡口

上其針自出 또 雙솽 杏ᅘᆡᆼ 仁ᅀᅵᆫ을 므르디허 술위 엿 기름으로 ᄆᆞ라 ᄀᆞᆯ아 바ᄂᆞᆳ 瘡창口쿻에 브티면 바ᄂᆞ리 제 나ᄂᆞ니라

居家必用治針入皮膚不問遠年日近酸棗

燒存性溫酒送下在上食前在下食後服

覺額癢卽從元入處出 바ᄂᆞ리 가치 들어든 ᄒᆞ멀며 날갓가

음믈 ᄃᆡ마온 酸솬棗좋ᄅᆞᆯ ᄉᆞ로ᄃᆡ 性셩이
잇게 ᄒᆞ야 ᄃᆞᄉᆞᆫ 수레 ᄂᆞ라오ᄃᆡ 우희 잇거
든 食씩前쪈에 코 아래 잇거든 食씩後ᅘᅮᇢ
에 머구리니 나마 ᄇᆞ라오ᄆᆞᆯ 알면 처ᅀᅥᆷ 듣
고 도로 나ᄂᆞ니라

湯火傷第二十一

聖惠方凡被湯火燒者初愼勿以冷物及以
井下泥及蜜塗搨之其熱氣得冷即却入
深摶至骨爛人筋也所以人中湯火後喜
攣縮者良由此也 더운 믈와 브레 데닌 처ᅀᅥ메 ᄌᆞᇝ간도 ᄎᆞᆫ 것과 우

믈어렛 ᄒᆞᆰ과 ᄡᆞᆯ와로 브ᄅᆞ디 마롤디니 그 ᄃᆞ온 氣킝分분이 ᄎᆞᆫ 氣킝分분을 어드면 곧 ᄃᆞ려 기피 쌔에 다ᄃᆞ라 사ᄅᆞᄆᆡ 히믈 므ᄅᆞ닉게 ᄒᆞᄂᆞ니 그럴ᄉᆡ 사ᄅᆞ미 젼後ᄒᆞᇢ에 쥐며 움처 돌리하믄 眞진實씷로 아다시라

治湯火燒瘡 白蠟一兩 麻油四兩 當歸一兩半剉 右先將油煎當歸令焦黑濾去滓次入蠟候消相次急攪之放冷入甆合中收每使時以故帛子塗貼之

더운 믈와 브레 ᄉᆞᆯ인 瘡창ᄋᆞᆯ 고툐디 힌 밀 ᄒᆞᆫ 兩량과 麻망油윻 넉 兩량과 當당歸귕 ᄒᆞᆫ 兩량 半반 사ᄒᆞ로니ᄅᆞᆯ 몬져 기르메 當당歸귕ᄅᆞᆯ 煎젼ᄒᆞ야 검게 ᄒᆞ야 걸어 즈ᅀᅴ

앗고버거밀녀허노곰기들워서르뻐거뿔리저셔챠와ᄉᆞ상합애녀허ᄀᆞ초고ᄡᅳᆯ

제놀ᄀᆞᆫ소오매블라브티라 治湯火所灼未成瘡者取

冷灰以水調塗上亦以灰汁洗之 더운믈와브레

데여헐디아니ᄒᆞ닐고툐ᄃᆡᄎᆞᆫᄌᆡᄅᆞᆯ므레프러우희ᄇᆞᄅᆞ며ᄯᅩᄌᆡᆺ믈로시스라 又

方以小便浸洗之 ᄯᅩ오조매ᄃᆞᄆᆞ며시스라 又方卒被

湯沃火燒瘡痛煩悶不止兼令瘡不成瘢

痕取新汲水調蜜漿飲之 ᄯᅩ과ᄀᆞᆯ이더운므레데며브레

데여헌ᄃᆡ알파ᄃᆞᆸ가오미긋디아니ᄒᆞ며ᄯᅩ헌ᄃᆡ허믈업게호ᄃᆡ새기른므레ᄢᅮᆯ漿

쟝水슝ᄅᆞᆯ 프러 머그라 又方治火燒悶絕不識人新
小便一兩盞飲效 블레 데여 답가와 사ᄅᆞᆷ이 디 몯ᄒᆞᄂᆞ닐 고툐
ᄃᆡ 새오좀 ᄒᆞᆫ 두 자ᄂᆞᆯ 머그면 됴ᄒᆞ니라 又方猪毛牛糞
等分右並燒灰細研以生油調塗 ᄯᅩ 도ᄐᆡ 티라와 쇠ᄯᅩᆼ
올 ᄀᆞ티 ᄂᆞᆫ화 ᄉᆞ리 ᄀᆞᄂᆞ려 ᄀᆞ라 ᄂᆞᆯ기ᄅᆞ메 ᄆᆞ라 ᄇᆞᄅᆞ라 又方烏牛糞
燒灰細研以臘月猪脂調塗無猪脂清油
亦可 ᄯᅩ 거믄 쇠ᄯᅩᆼ ᄋᆞᆯ ᄉᆞ라 ᄀᆞᄂᆞ리 ᄀᆞ라 臘람月월猪뎡 기ᄅᆞ므로 ᄆᆞ라 ᄇᆞᄅᆞᄃᆡ
도ᄐᆡ 기름 업거든 ᄆᆞᆯᄀᆞᆫ 기ᄅᆞ미 ᄯᅩ 됴ᄒᆞ니라 又方梔子仁

黃連 各一分 去鬚 生地黃 二兩 葱白 擘 十枚 白芷 一分
黃蠟 半兩 清麻油 四兩 右件藥 並細剉 於油鐺
中煎 以地黃燋黑爲度 綿濾去滓 澄清 却
於鐺內 入蠟 慢火熬 候蠟消 傾於甆合內
每使時 用雞羽 揾少許 塗瘡上 取差爲度

또 梔징子ᄌᆞᆼ仁ᅀᅵᆫ과 黃ᅘᅪᆼ連련 各각 ᄒᆞᆫ 分
분 터리 아ᅀᆞ니외 生ᄉᆡᇰ地띵黃ᅘᅪᆼ 두 兩량
파 팟믿 닐 낫 ᄡᅵ혀니와 白ᄈᆡᆨ芷징 ᄒᆞᆫ 分분
과 누른 밀 半반兩량과 ᄆᆞᆯᄀᆞᆫ 기름 넉 兩량
파 藥약ᄋᆞᆯ 다 ᄀᆞᄂᆞ리 사ᄒᆞ라 기름 소ᄐᆡ ᄃᆞᆯ
효ᄃᆡ 地띵黃ᅘᅪᆼ이 누러 거믈긔장 ᄒᆞ고 소

오ᄆᆡ 결어 ᄌᆞᅀᅵ 앗고 몸기 손 안ᄒᆡ 밀녀ᄒᆡ ᄠᅳᆫ 브레 ᄃᆞᆯ효ᄃᆡ 미리 녹거든 ᄡᅵ 상합애 브ᅀᅥ ᄡᆞᆯ제 ᄃᆞᆯᄀᆡ 지ᄎᆞ로 져기 무텨 헌 우희 ᄇᆞᆯᄅᆞᄃᆡ 됴토록 ᄒᆞ라

又方 取黍米麴等分 各炒令黑 擣末 以雞子白和塗之

또 기장ᄡᆞᆯ와 누르글 ᄀᆞ티 논화 各각各각 봇고 다 검게 ᄒᆞ고 다히 細셰末말ᄒᆞ야 ᄃᆞᆯᄀᆡ 알 ᄒᆡᆫ 믈로 프러 ᄇᆞᄅᆞ라

又方 以醋和雄黃末塗之

또 醋ᄎᆞᆼ애 雄웅黃황ㅅ ᄀᆞᆯᄋᆞᆯ 프러 ᄇᆞᄅᆞ라

又方 川大黃 栢白皮 等分 右件藥擣羅爲末 以生地黃汁調塗之

또 川쳔大땡黃황과 側측栢빅 힌거츨 ᄀᆞ티 논화 디허 걸어 ᄀᆞᄅᆞ 밍ᄀᆞᆯ오

生ᄉᆡᇰ地띵黃ᅘᅪᇰ汁집으로 프러 ᄇᆞᄅᆞ라 又方治火燒湯潑爛熱毒疼悶神效大黃細研以蜜和如泥塗之疼痛立止 ᄯᅩ 브레 데며 더운 므레 데어 셟거든 고ᄐᆞᆫ디 大땡黃ᅘᅪᇰᄋᆞᆯ ᄀᆞᄂᆞ리 ᄀᆞ라 ᄢᅮᆯ로 프러 즌ᄒᆞᆰ 곧거든 ᄇᆞᄅᆞ면 알ᄑᆞ미 믄득 긋ᄂᆞ니라 又方治熱物湯破成瘡疼痛以溫酒淋之其痛立止 ᄯᅩ 더운 것과 더운 므레 ᄒᆞ야 더어 허러 알ᄑᆞ거든 ᄃᆞᄉᆞᆫ 술로 저지면 알ᄑᆞ미 즉재 긋ᄂᆞ니라 又方破雞子取白塗之甚妙 ᄯᅩ ᄃᆞᆯᄀᆡ알ᄒᆞᆯ ᄣᆞ려 ᄒᆡᆫ므ᄅᆞᆯ 아사 ᄇᆞᄅᆞ면 甚씸히 됴ᄒᆞ니라 又方以豆醬汁塗

之 ᄯᅩ 쟝ᄌᆞᆸ을 브ᄅᆞ라

經驗良方治湯火傷 松樹皮 燒灰 二錢 瀝靑 一分

右研爲細末淸油調傅濕乾擦忌冷水洗

三目 더운 믈와 브레 傷샹ᄒᆞ닐 고툐ᄃᆡ 소나못 갓 ᄉᆞ론 ᄌᆡ 두 돈과 瀝력靑쳥 ᄒᆞᆫ

分 분ᄋᆞᆯ ᄀᆞ라 細솅末맗ᄒᆞ야 ᄆᆞᆯᄀᆞᆫ 기르메 ᄆᆞ라 브ᄅᆞ뎌 졋거든 ᄆᆞᄅᆞ닐 ᄲᅵᄒᆞ리나 ᄎᆞᆫ

므레 시솜사ᄋᆞᄅᆞᆯ 忌긩諱휭ᄒᆞ라 又方治湯火傷及無瘢

痕 糯米 一合 右炒令透骨焦黑地上出火

毒 研爲細末用水調搽用雞子淸亦可愈

救急方下

後無瘢 ᄯᅩ 湯탕火황애 傷샹ᄒᆞ닐 고티며 허믈업게ᄒᆞᄃᆞᆺ ᄲᅳᆯ ᄒᆞᆫ 호 ᄇᆞᆯ 븟ᄇᆞᆫ

ᄃᆡ 솜ᄃᆞ리 누러 검거든 ᄯᅡ 우희 火황毒독

내오 ᄀᆞ라 細솅末ᄆᆞᇙᄒᆞ야 므래 ᄆᆞ라 ᄇᆞᆯᄅᆞ

리니 ᄃᆞᆯ기알 ᄆᆞᆯ곤 므레도 ᄯᅩ 됴ᄒᆞ

니 됴ᄒᆞᆫ 後ᅘᅮᇢ에 허므리 업ᄂᆞ니라 又方 赤

石脂散 治湯火所傷赤爛熱痛 赤石脂

寒水石 大黃 各等分 右爲末 新汲井水調

抹 ᄯᅩ 赤쳑石셕脂징散산ᄋᆞᆫ 湯탕火황애 헌ᄯᅡ하 붉고 믈어 더여 ᄃᆡ위 알ᄒᆞᆫ ᄆᆞᆯ고

티ᄂᆞ니 赤쳑石셕脂징와 寒한水슁石셕과 大땡黃황ᄋᆞᆯ 各각 ᄀᆞᆮ티 ᄂᆞᆫ호 細솅末ᄆᆞᇙ

ᄒᆞ야 새 기ᄅᆞᆫ 우믈ᄅᆞ레 ᄃᆞ라 ᄇᆞᄅᆞ리 又方 小麥炒黑爲度 研

爲末膩粉減半油調塗之 또 밀ᄒᆞᆯ 봊고 뒤켜됴록 ᄒᆞ야 ᄀᆞ라 細솅末ᄆᆞᇙᄒᆞ야 膩닁粉분을 半반만 더러 기르메 ᄆᆞ라 ᄇᆞᄅᆞ라

又方治火傷肌肉用冷竈內中心土爲末入甘草末冷水調塗 또 브레던 ᄉᆞᆯᄒᆞᆯ 고툐ᄃᆡ ᄎᆞᆫ 브ᅀᅥᆸ 안 가온ᄃᆡ 흙ᄋᆞᆯ 細솅末ᄆᆞᇙᄒᆞ야 甘감草ᄎᆞᇢㅅ ᄀᆞᄅᆞᆯ 녀허 ᄎᆞᆫ므레 ᄆᆞ라 ᄇᆞᄅᆞ라

又方赤石脂爲末破者淸油調塗破者乾擦 또 赤쳑石쎡脂징ᄅᆞᆯ 細솅末ᄆᆞᇙᄒᆞ야 허디 아니ᄒᆞ닌 ᄆᆞᆯᄀᆞᆫ 기ᄅᆞ메 ᄆᆞ라 ᄇᆞᄅᆞ고 허닌 ᄆᆞᄅᆞᆫ 날제ᄒᆞ라

又方芝麻不拘多少炒存性硏爲末淸油調

傳不痛隔宿安無痕瘢毛髮再生 ᄯᅩ 芝징麻망ᄅᆞᆯ 하며 져곰 혜디 마오 봇고ᄃᆡ 性셩이 잇개 ᄒᆞ야 ᄀᆞ라 細솅末말ᄒᆞ야 몰ᄀᆞᆫ 가ᄅᆞ메 ᄆᆞ라 ᄇᆞᄅᆞ면 알ᄑᆞ디 아니ᄒᆞ며 ᄒᆞᆫ밤 디나면 便뼌安한ᄒᆞ야 허믈 업ᅀᅳ며 터리 다시 나ᄂᆞ니라

又方燒牛骨灰重羅過雞子清調傅水調亦可 ᄯᅩ 쇠ᄲᅧ ᄉᆞ론 ᄌᆡᄅᆞᆯ 다시곰 처 ᄃᆞᆯᄀᆡ 앐 몰ᄀᆞᆫ 므레 ᄆᆞ라 볼로라 니 므레 ᄆᆞ롬도 ᄯᅩ 됴ᄒᆞ니라

又方霜後芙蓉葉桑葉等分陰乾爲末用蜜調塗 ᄯᅩ 서리 後ᅘᅮᇢㅅ 蓮련닙과 ᄲᅩᇰ니플 ᄀᆞ티 논화 ᄀᆞᄂᆞᆯ해 몰와 細솅末말ᄒᆞ야 ᄢᅮᆯ래 ᄆᆞ라 ᄇᆞᄅᆞ라

又方楊柳皮不

以炙少去麁皮碾擣成末瓦器內熬成濃
汁以罐子盛起如遇用時以鵝羽塗患處
立愈不生痂瘢 ᄯᅩ 버븘 거츨 하나 져그나 麁총ᄒᆞᆫ 거츨 앗고 매예 ᄀᆞ
라 골이 ᄃᆞ외어든 블어 세 달혀 건 汁집 밍 골오 [illegible]관 子ᄍᆞᆼ애 다 모라 니ᄇᆞᆯ제 거유지
ᄎᆞ로 알ᄑᆞᆫ 뎌해 ᄇᆞᄅᆞ면 죠재 됴ᄒᆞ며 더ᄇᆡ와 허므라 나디 아니ᄒᆞᄂᆞ니라
朱氏集驗方湯潑火燒詩細碾山梔仁濃調
雞子清鵝毛輕拂上立便冷如冰 더운믈 와브레
덴 글위래 山산 梔징 仁신을 ᄀᆞᄂᆞ리 ᄀᆞ라 ᄃᆞᆯᄀᆡ 알 ᄆᆞᆯᄀᆞᆫ ᄋᆞ래 결에 ᄆᆞ라 거유지 太로

쟉간우희스스면즉재ᄎᆞ미어름곤다ᄒᆞᄂᆞ니라 又方 黃連 黃
栢 輕粉 各等分 朴硝 少許 右爲細末入麻油
用合子合住上飯蒸調塗 ᄯᅩ黃ᅘᅪᇰ連련과黃ᅘᅪᇰ栢ᄇᆡᆨ과輕
켱粉분올ᄀᆞ티ᄂᆞᆫ호고朴ᄑᆞᆨ硝숗를져기조쳐細솅末맗ᄒᆞ야麻망油윻어녀ᄒᆞ合
ᅘᅡᆸ이中듕아단고밥우희ᄢᅧᄆᆞ려ᄇᆞᄅᆞ라 又方治湯潑火燒生
側栢葉燒存性碾爲末以雞子清調塗瘡
上如乾再上 ᄯᅩ브레데닐고듀ᄐᆡᄂᆞᆫ側즉栢ᄇᆡᆨ니플ᄉᆞ로ᄃᆡ性셩이ᄆᆞᆺ
게ᄒᆞ야ᄀᆞ라細솅末맗ᄒᆞ야ᄃᆞᆯᄀᆡ앐ᄆᆞᆯᄀᆞᆫ믈로ᄆᆞ라헌우희ᄇᆞᆯ로다ᄆᆞᄅᆞ거든다시

ᄇᆞᄅᆞ라 黃栢散 治湯火傷 雞子殼 黃栢

樹皮 朴硝 右各等分爲末 白水調塗 黃황

栢ᄇᆡᆨ散산ᄋᆞᆫ 湯탕火홧에 데닐 고티ᄂᆞ니 ᄃᆞᆯᄀᆡ 알 거플와 黃황栢ᄇᆡᆨ 樹쓩ㅅ 겁질와

朴박硝숑ᄅᆞᆯ ᄀᆞ티 ᄂᆞᆫ화 細셍末맗ᄒᆞ야 ᄆᆞᆯᄀᆞᆫ 므레 ᄆᆞ라 ᄇᆞᄅᆞ라

澹寮方 治湯火瘡 用螺螄殼多乾白者 火煅

爲末 如瘡破 用乾藥摻之 如不破 入輕粉

清油調傳之 湯탕火홧瘡창ᄋᆞᆯ 고튜ᄃᆡ 螺랑螄싱ㅅ 당아릴 하 ᄆᆞᆯ외요

ᄃᆡ ᄒᆡᆫ닐 브레 ᄉᆞ라 細셍末맗ᄒᆞ야 瘡창이 ᄒᆞ야디거든 ᄆᆞᄅᆞᆫ 藥약ᄋᆞᆯ 바ᄅᆞ ᄒᆞ야디디

아니커든 輕경粉분을 녀허 ᄆᆞᆯᄀᆞᆫ 기르메 ᄆᆞ라 브티라 又方 治湯火

所傷用大黃當歸各等分爲末以淸油調

傅之濕則乾摻 또 湯탕火황애 데닐 고튜ᄃᆡ 大땡黃황과 當당歸귕를 ᄀᆞ티 논화 細솅末맗ᄒᆞ야 ᄆᆞᆯᄀᆞᆫ 기르메 ᄆᆞ라 브ᄅᆞ디 ᄌᆞ즐우라카든 ᄆᆞᄅᆞᆫ ᄂᆞᆯ ᄲᅡᄒᆞ

라 又方凡被火傷急向火炙雖極痛強忍

一時卽不痛 또 브레 데어든 ᄲᆞᆯ리 브레 ᄧᅬ면 비록 ᄀᆞ장 셜워도 ᄒᆞᆫ 時쌍

刻콕ᄋᆞᆯ ᄎᆞᄆᆞ면 즉재 알ᄑᆞ디 아니ᄂᆞ니라

衛生易簡方治湯火傷用雞白與蜜同搗塗

湯탕火황傷샹 고튜ᄃᆡ 蘿랑蔔뽁葉셥ㅅ 마ᄅᆞᆯ ᄡᆞᆯ와 ᄒᆞᆫᄃᆡ 디허 ᄇᆞᄅᆞ라 又方治

湯火燒痛不可忍用石膏末傅之 또 湯탕火황애

데여 ᄲᅥᆯ위 ᄎᆞᆷ디 몯ᄒᆞ릴 고튜ᄃᆡ 石쎡膏곻ㅅ ᄀᆞᄅᆞᆯ ᄇᆞ티라 又方治湯火

傷用梨削貼不爛止痛易瘥 또 湯탕火황傷샹ᄋᆞᆯ 고튜

ᄃᆡ ᄇᆡᄅᆞᆯ 뎨미 ᄇᆞ티면 므르디 아니ᄒᆞ며 알ᄑᆞ디 아니ᄒᆞ며 수비 됸ᄂᆞ니라

馬咬第二十二 馬齩 馬汗 馬踢附

經驗良方治馬咬用馬鞭燒灰貼之 ᄆᆞᆯ 믄 ᄃᆡᆯ 고튜ᄃᆡ

ᄆᆞᆯᄎᆡᄅᆞᆯ ᄌᆡ ᄉᆞ라 ᄇᆞ티라

千金方治馬嚙人及蹹作瘡毒腫熱痛 馬鞭梢長二寸 鼠屎二七枚 右二味合燒爲末以猪脂和塗之立愈 ᄃᆞᆯ녀흘며 ᄇᆞᆯ와 허러 브서 덥나라 알ᄂᆞᆫ 날 고툐ᄃᆡ ᄆᆞᆯ챗 변쵸 두ᄎᆞᆫㅅ 기릐와 쥐ᄯᅩᆼ 두닐곱 나ᄎᆞᆯ ᄒᆞᆫᄃᆡ ᄉᆞ라 細셰末ᄆᆞᆯᄒᆞ야 도ᄐᆡ 기르메 므라 ᄇᆞᄅᆞ면 즉재 됴ᄂᆞ니라

聖惠方凡人被馬咬踏及馬骨所傷刺并馬韁靽勒所傷皆爲毒瘡若腫痛致悶是毒入腹亦能斃人也 사ᄅᆞ미 ᄆᆞᆯ게 믈여며 ᄇᆞᆯ이겨 ᄯᅩ ᄆᆞᆯᄲᅧ에 딜아며

ᄯᅩ몸셕굴에에ᄒᆞ야딘ᄃᆡᄯᅡ모단瘡창이ᄃᆞ외ᄂᆞ니ᄒᆞ다가ᄇᆞ셔ᄆᆞᆯ피歛가오면아

毒독이비에드로미니ᄯᅩ能능히사ᄅᆞᄆᆞᆯ주기ᄂᆞ니라治馬咬人損

馬鞭鞘五寸燒灰猪脂二兩雄鼠糞二七枚白殭蠶

半兩右件三味擣羅爲散以猪脂調塗咬處

日二換之ᄆᆞᄅᆡᄎᆡᄅᆞᄆᆞᆯᄆᆞ리헌ᄃᆡ고툐ᄃᆡᄆᆞᆯ채ᄲᅧᆫ쵸五ᅌᅩᆼ寸촌ᄉᆞ론ᄌᆡ와

도ᄐᆡ기름두兩량과수쥐ᄯᅩᆼ두닐굽낫과白ᄈᆡᆨ殭강蠶ᄍᆞᆷ半ᄇᆞᆫ兩량과세가짓거슬

디허처散산ᄆᆡᇰᄀᆞᆯ오도ᄐᆡ기르ᄆᆞ로ᄆᆞ라ᄆᆞᆫᄯᅡ해ᄇᆞᆯ로ᄃᆡᄒᆞᄅᆞ두번ᄀᆞᆯ라治馬

咬人陰卵脫出方推納之以桑皮細作線

縫之取烏雞肝細剉以封之初傷時勿令便 ᄆᆞ리 사ᄅᆞ미 불알ᄒᆞᆯ 므러 ᄈᆡ디거든 고툐ᄃᆡ 미러 녀코 ᄲᅩᆼ갓초로 ᄀᆞᄂᆞ리 실 ᄆᆡᇰᄀᆞ라 호고 烏ᅙᅩᆼ雞곙肝간 아ᅀᅡ ᄀᆞᄂᆞ리 사ᄒᆞ라 마고 브툐리니 처엄 傷샹ᄒᆞᆫ 時씽節졇에 오좀 누디 말라

治馬咬人毒入心煮馬齒菜并湯食之即差 ᄆᆞ리 사ᄅᆞᆷ 므러 毒독이 ᄆᆞᅀᆞᄆᆡ 들어든 고툐ᄃᆡ 馬망齒칭菜ᄎᆡᆼ를 글혀 더온 믈 조처 머그면 즉재 됻ᄂᆞ니라

又方馬齒菜子擣細羅爲散每服不計時候以煖酒調服一錢 또 馬망齒칭菜ᄎᆡᆼᄡᅵ를 디허 ᄀᆞᄂᆞ 처 散산 ᄆᆡᇰᄀᆞᆯ오 미 그제 時씽節졇에

디마오더운수레ᄒᆞᆫ 又方蓼藍汁盞三大以
곧올ᄠᅳ러머그라

水二大盞同煎取一大盞不計時候溫服

二合兼用洗瘡 또蓼룧藍람汁집세큰잔
ᄋᆞᆯ믈두큰잔과ᄒᆞᆫᄃᆡ달혀

ᄒᆞᆫ큰잔ᄋᆞᆯ取츙ᄒᆞ야時씽節졇혜디마오
더우닐두호ᄫᆞᆯ머그며ᄒᆞᆫᄃᆞᆯ조ᄎᆞ시스라

又方瘡上塗雞血 또헌우희ᄃᆞᆯᄀᆡ
피ᄅᆞᆯᄇᆞᄅᆞ라 又方治

馬咬人及踏人瘡有毒腫熱痛灸瘡中及

腫上差 또ᄆᆞ리사ᄅᆞᆷᄆᆞᆯ며ᄇᆞᆯ와瘡창이보
ᅀᅳ녀덥다라알ᄂᆞ닐고듀ᄃᆡ헌ᄃᆡ

와브ᅀᅳᆫ우흘ᄯᅳ 又方割雞冠血瀝著瘡中
면돈ᄂᆞ니라

三五滴若大馬用雌雞小馬用雄雞 ᄯᅩ ᄃᆞᆯ기·벼솔 ᄇᆡ혀 피ᄅᆞᆯ 세 다ᄉᆞᆺ 번 ᄂᆞᆯ헌ᄃᆡ ᄡᅥ디요ᄃᆡ ᄒᆞ다·가 큰 ᄆᆞ·리어·든 암ᄃᆞᆯᄀᆞᆯ ᄒᆞ고 져근 ᄆᆞ·리어·든 수ᄃᆞᆯᄀᆞᆯ ᄒᆞ·라

衛生易簡方治馬咬傷用粟細嚼傅傷處 ᄆᆞᆯ 므·러 傷샹ᄒᆞᆫ ᄃᆞᆯ 고·툐ᄃᆡ 조ᄒᆞᆯ ᄂᆞ·로 니 지버 ·헌ᄃᆡ ᄇᆞᄅᆞ·라

孫眞人治馬咬傷益母草細末和醋炒封之 ᄆᆞᆯ 므·러 傷샹ᄒᆞ닐 고·툐ᄃᆡ 益ᅙᅵᆨ母뭏草촣·ᄅᆞᆯ 細솅末맗ᄒᆞ·야 醋촣애 섯·거 봇·가 브·티·라

經驗良方治馬踢傷地骨皮不拘多少爲末

以水調傳瘡몯치여傷샹ᄒᆞ닐고豆뒤扡 징瘀ᅙᅥᆼ皮삐ᇰ몰하나撕그나

細솅末맗ᄒᆞ야므레 ᄆᆞ라瘡ᄎᆞᆼ의브티라

打撲傷損第二十三 附杖瘡

聖惠方治打損瘀血在臟攻心煩悶 桃仁

湯去皮尖雙仁 桂心 菴蕳子各兩 下 川大黃二兩剉碎

微炒 荷葉燒灰 三七 右擣篩爲散每服五錢以

水一大盞煎至五分入朴硝一分攪令勻

空腹分二服以利下惡血爲度 마자傷샹ᄒᆞ야알ᄑᆞᆫ

피비안해이셔ᄆᆞᅀᆞ몰보차답겨ᄒᆞ릴고
툐ᄃᆡ桃ᄯᅩᇢ仁ᅀᅵᆫ올더운므래것과브라와
어우려이앗고桂궹心심과菴함䕡령子
ᄌᆞᆼ各각ᄒᆞᆫ兩량과川쳔大땡黃황두兩량
올자ᄒᆞ라ᄶᅧ기봇고니와蓮련닙줄기
ᄲᅢ닐굽낫과믈디허처散산ᄆᆡᆼᄀᆞ라ᄒᆞᆫ服
뽁애다ᄉᆞᆺ돈곰믈ᄒᆞᆫ큰盞잔ᄋᆞ로달혀다
ᄉᆞᆺ分분애나르거든朴팍硝숗ᄒᆞᆫ分분녀
허저ᅀᅥ고르게코空콩心심에둘헤
ᄂᆞᆫ화머고뒤모ᄃᆞᆫ피즈철ᄀᆞ장ᄒᆞ라 又方
生地黃汁三合大黃一分剉碎微炒擣羅爲末右入酒三
合相和微煖服之每日空心一服不過三
日卽下惡血
또生싱地띵黃황汁집서홉
과大땡黃황ᄒᆞᆫ分분올사ᄒᆞ

라ᄇᆞᇫ아 져기 붓가 디허 걸어 ᄀᆞᄅᆞ ᄆᆡᆼᄀᆞ니ᄅᆞᆯ 술 세 호볼 녀ᄒᆞ 섯거 져기 덥게 ᄒᆞ야 머

구ᄃᆡ 每ᄆᆡᆼ日ᅀᅵᇙ 空콩心심에 ᄒᆞᆫ 번 머그라 사ᄋᆞᆯ 디나디 아니ᄒᆞ야셔 뫼딘 피 ᄂᆞ라리

라 又方 川大黃 一兩剉碎微炒 桂心 三分 桃仁 三分

湯浸去皮尖雙仁麩炒微黃 右擣細羅爲散每服以溫

酒調下二錢日三四服 또 川쳔大땡黃ᅘᅪᇰ ᄒᆞᆫ 兩량ᄋᆞᆯ 사ᄒᆞ라

ᄇᆞᇫ아 져기 ᄇᆞᆺᄀᆞ니와 桂꾕心심 세 分분과 桃똫仁ᅀᅵᆫ 세 分분을 더운 므레 ᄃᆞᆷ어 것파

부리와 어우러 히ᄅᆞᆯ 앗고 기울와 봇가 져 가누르닐 디허 ᄀᆞᄂᆞ리 처 散산 ᄆᆡᆼᄀᆞᆯ오 ᄃᆞ

손 수레 두 돈곰 프러 머고 ᄃᆡ ᄒᆞᄅᆞ 쌰냐 번 머그라 又方 治打撲傷

損疼痛大豆黃末水調塗之 ᄯᅩ 마자 傷샹ᄒᆞ야 알ᄑᆞᆫ ᄃᆞᆯ
고튜ᄃᆡ 콩ᄀᆞᆯᄋᆞᆯ 므레 ᄆᆞ라 ᄇᆞᄅᆞ라 又方治打傷內損腹中
有瘀血疼痛煩悶 蒲黃二兩 當歸剉微炒 桂
心各一兩 右擣細羅爲散每服二錢以溫酒
調下日三四服 ᄯᅩ 마자 안히 傷샹ᄒᆞ야 ᄇᆡ 안해 얼읜 피 여셔 알ᄑᆞ고
닶갑거든 蒲뽀黃황 두 兩량과 當당歸귕 사ᄒᆞ라 져기 봇ᄀ니와 桂계心심 各각 ᄒᆞᆫ
兩량ᄋᆞᆯ 디허 ᄀᆞᄂᆞ리 처 散산 ᄆᆡᆼ골오 두 돈ᄋᆞᆯ ᄃᆞᄉᆞᆫ 수레 ᄠᅳ러 머구ᄃᆡ ᄒᆞᄅᆞ 세너 번 ᄒᆞ야
라 又方劉寄奴 延胡索 骨碎補 各一

兩 右擣麤羅爲散分爲五服每服以水一
小盞童子小便一小盞同煎至一盞去滓
每於食前溫服 또劉륳寄긩奴농와延연胡ᅘᅩᆼ索싹骨곯碎쇵補
봉各각ᄒᆞᆫ兩량올디허굵게처散산ᄆᆡᆼᄀᆞ라다ᄉᆞᆺ服뽁애ᄂᆞᆫ호고믈ᄒᆞᆫ져근盞잔과
아ᄒᆡ오좀ᄒᆞᆫ져근盞잔과ᄒᆞᆫᄃᆡ달혀ᄒᆞᆫ盞잔이ᄃᆞ외어든ᄌᆞ싀앗고食씩前쪈에ᄃᆞ
시ᄒᆞ야머그라 又方 蝱虫分牧丹皮 生地黃
各一兩 右擣細羅爲散每於食前以溫酒調
下二錢 또蝱ᄆᆡᆼ虫뜡ᄒᆞᆫ分분과牧목丹단皮삥와生ᄉᆡᆼ地띵黃황各각ᄒᆞᆫ兩

량올 디허 ᄀᆞᄂᆞ리 처 散산 ᄆᆡᆼᄀᆞ라 食씩 又
煎젼에 ᄃᆞᄉᆞᆫ 수레 ᄒᆞᆫ 돈올 ᄠᅳ려 머그라
方 生地黃汁 三合 川大黃 一分剉碎微炒擣羅爲末 右入
酒三合相和微溫頓服每日空心一服不
過三日即下惡血 生ᄉᆡᇰ地띵黃ᅘᅪᇰ汁집 三삼合ᅘᅡᆸ 川쳔大땡黃ᅘᅪᇰ
ᄒᆞᆫ 分분올 사ᄒᆞ라 ᄇᆞᅀᅡ 져기 봇가 디허 걸
어 ᄀᆞᄅᆞ ᄆᆡᆼᄀᆞᆯ오 술 세 호ᄇᆞᆯ ᄠᅳ려 섯거 져기
돗게 ᄒᆞ야 다 머고ᄃᆡ 每ᄆᆡᆼ日ᅀᅵᇙ 空콩心심
애 ᄒᆞᆫ 번 머교리니 사ᄋᆞᆯ ᄯᅡ나디 아니ᄒᆞ야
모딘 피 ᄂᆞ리리라
經驗良方治打撲出血悶絶小便灌之 마자 피나

닶月氣킝絶쪓ᄒᆞ닐고
튜ᄃᆡ 오좀ᄋᆞ로 저지라
壽域神方治打撲傷損遍身損痛瘀血入腹
瘀痛脹滿 芭蕉根 生薑等分擂爛入香
油半盞瓦銚內炒黃入酒熱服以柤貼痛
處速飮數碗安退 마자 傷샹ᄒᆞ야 모미 두루 알ᄑᆞ며 얼읜 ᄑᆡ 비예
드러 脹댱滿만ᄒᆞ닐 고툐ᄃᆡ 芭방蕉쟝ㅅ
불휘와 生싱薑강ᄋᆞᆯ ᄀᆞ티 논화 므르ᄀᆞ라
참기름 半반盞잔ᄋᆞᆯ 녀허 딜 湯탕鑵관에
봇가 누르거든 수레 녀하 더우닐 먹고 즈
싀ᄅᆞᆯ 알ᄑᆞᆫ ᄃᆡ 브튜리니 ᄲᆞᆯ리 두석 沙상 又
鉢밣ᄋᆞᆯ 머그면 便뼌安한ᄒᆞᄂᆞ니라

方用赤葛根新者赤皮葱白二味等分先
將赤葛根搗爛次下葱白研爛入米醋少
許火上炒赤色全溫調和敷患處爲妙ᄯᅩ赤
쳑葛갏ㅅ 불휘 새와 ᄀᆞᆺ 블근 팟 미ᄐᆞᆯ ᄀᆞᄐᆡ ᄂᆞᆫ호고 몬져 赤쳑葛갏ㅅ 불휘ᄅᆞᆯ 다하므
르거든 버거 파ᄅᆞᆯ 녀허 ᄀᆞ라 므르거든 ᄡᆞᆯ醋총ᄅᆞᆯ 져기 녀허 블 우희 봇고 되 비치 븕
거든 ᄃᆞᆺ개ᄒᆞ야 골아 알ᄑᆞᆫ ᄃᆡ 보티면 됴ᄒᆞ니라 又方治杖瘡用赤
小豆細嚼敷於患處妙 ᄯᅩ 매 마ᄌᆞᆫ 瘡챵ᄋᆞᆯ 고튜ᄃᆡ ᄑᆞᆺ 골ᄂᆞ로
네 시버 알ᄑᆞᆫ ᄃᆡ 보티면 됴ᄒᆞ니라 又方豆腐擣爛敷於患

處또 豆뚷粉뿐ᄅᆞᆯ 므르ᄒᆞ리 알픈 ᄃᆡ 브ᄅᆞ라 又方豆粉水調敷

於患處妙또 곳ᄀᆞᆯᄋᆞᆯ 므레 ᄆᆞ라 알픈 ᄃᆡ 브티면 됴ᄒᆞ니라

得效方加味芎藭湯治打撲傷損敗血流入

胃脘嘔黑血如豆汁 芎藭 當歸 白

芍藥 百合水浸 京芥穗右各等分剉散每

服四錢水一盞酒半盞煎不以時服加강味밍

芎궁藭궁湯탕ᄋᆞᆫ 마자 傷샹ᄒᆞ야 ᄒᆞ야딘 피 胃윙脘완애 드러 거믄 피 ᄆᆞᆮ롱ᄒᆞᆫ ᄃᆡ 픗

汁집 ᄀᆞᄐᆞ닐 고티ᄂᆞ니 芎궁藭궁과 當당歸귕와 白ᄈᆡᆨ芍쟉藥약과 百ᄇᆡᆨ合햅 으래

救急方下

져·지니·와 京경芥갱穗쓍ᄅᆞᆯ ᄀᆞ티 ᄂᆞᆫ화 사

ᄒᆞ·라 散산 밍ᄀᆞ라 ᄒᆞᆫ 服뽁애 :네 돈곰 믈 ᄒᆞᆫ

盞잔과 술 半반 盞잔과 글혀

時씽節졇 혜·디 :마오 머·그라

朱氏集驗方 打撲傷損瘀血凝滯氣因不行

關竅皆不通大便必閉壯者可服洗心散

老弱者可服七聖檳榔元凡有此證須問

臟府所打處疼痛若傷處大痛大便三二

日不通然後可下前二藥若大便不閉傷

處不甚猛痛則不可服宜投藥乳香當歸

마·쟈 傷샹ᄒᆞ·야 얼·읜 ·피 일·의 ·어 氣킝 分분·이 녀·디 ·몯ᄒᆞ·야 關관·과 竅·꾜·왜 ·다 通통·티
·몯ᄒᆞᆯ·시 大·땡便·뼌·이 막ᄂᆞ·니 壯·장ᄒᆞᆫ·닌 細·솅心심散산·올 머·구·미 맛·당ᄒᆞ고 늘·그·니
와 弱·약ᄒᆞ닌 七·칧星셩檳빈榔랑圓원 머·고 미·ᄡᅡ 낭ᄒᆞ·니·아 諸졍·어 잇거·든 모로·매
臟·짱府:붕마·존·ᄡᅡᆯ 알ᄑᆞᆫ 뵬 무·로리·니ᄒᆞ·다·가 傷샹處·쳥ㅣ 기·장 ·ᄋᆞᆯ픗·며 大·땡便뼌·이
이 사·ᄋᆞᆯ 通통·티 아·니ᄒᆞᆫ 後ᅘᆞᇢ·에·ᅀᅡ 말ᄧᅵ두 藥·약·ᄋᆞᆯ ᄡᅳᆯ·디·나ᄒᆞ·다·가 大·땡便뼌·이 마·다
아·니ᄒᆞ·며 傷샹處·쳥ㅣ 기·장 미·이 알ᄑᆞ·다 ·니ᄒᆞ·면 머고·미 몯ᄒᆞ·리·나 沒·몰藥·약·과
乳:슝香향·과 當당歸귕·왜 마·ᄌᆞ니·라

又方 療打撲傷損 自然銅 有人飼折翅鴈 後遂飛去 令人打撲傷

損研極細水飛過同當歸沒藥各半錢酒
調服仍以手摩痛處 또 마·자 傷샹ᄒᆞᆫ ᄃᆡ 고튜ᄃᆡ 自·ᄍᆞᆼ然션銅똥
ᄋᆞᆯ ᄒᆞᆫ 사ᄅᆞ·미 놀개 것근 그려기ᄅᆞᆯ 머기니 後·ᅘᅮᇢ에 ᄂᆞ·라 가니 ·이젯 사ᄅᆞ·미 마·자 傷샹
커든 ᄀᆞ라 기장 ᄀᆞᄂᆞᆯ어든 ·므레 ᄂᆞᆯ여 當당歸귕와 沒·몰藥·약 各·각 半·반 ·돈ᄋᆞᆯ ᄒᆞᆫᄃᆡ 수
레 프러 ·막고 소ᄂᆞ로 알ᄑᆞᆫ ᄡᅡ ᄒᆞᆫ ᄃᆞᆫ·져 ᄂᆞ니·라 又方治打損撲金
瘡悶絕蒲黃末以熱酒調灌 또 마·자 傷샹ᄒᆞ·며 金금瘡
창·이 닶가·와 죽ᄂᆞ·닐 고튜ᄃᆡ 蒲뽕黃ᅘᅪᇰ ᄀᆞᆯ·ᄋᆞᆯ ᄃᆞ·ᄉᆞᆫ 수·레 프러 브ᅀᅳ·라 又方淋
過灰淬水調塗半寸收醋傾地上撩泥塗

生大黃末酒調塗 ᄯᅩ 믈바톤 저믈므레므 리 半반寸촌올 ᄇᆞᄅᆞ며 生

醋총롤 ᄲᅥ우희 븟고 흘ᄀᆞᆯ니겨 ᄇᆞᄅᆞ며 生 싱大땡黃ᅘᅪᇰㅅ 골올 수레 ᄆᆞ라 ᄇᆞᄅᆞ라

又方擣生地黃以米醋調傅瘡上 ᄯᅩ 生싱 地띵黃

ᅘᅪᇰ을 디히 ᄡᆞᆯ醋총애 ᄆᆞ라 헌 우희 ᄇᆞᄅᆞ라 又方用冷水麻油各

一半打和如卵黃用雞毛拂之 ᄯᅩ ᄎᆞᆫ믈와 麻망油융

各각ᄒᆞᆫ 半반ᄋᆞᆯ 더 섯거 ᄋᆞᆯ 누른 것 ᄀᆞᆮ거든 ᄃᆞᆯᄁᆡ 자초로 ᄉᆞᄉᆞ라

衛生易簡方治杖傷用黍米燒灰和油塗止

痛不作瘢 마자 傷샹ᄒᆞᆫ 뒤 고툐ᄃᆡ 기장ᄡᆞᆯ ᄉᆞᄅᆞᆫ 지ᄅᆞᆯ 기ᄅᆞ메 ᄆᆞ라 ᄇᆞᄅᆞ면

알포미 그츠며 허믈 짓디 아니ᄒᆞᄂᆞ니라 又方用五倍子去瓤

米醋浸一日慢火炒爲末乾摻不破膞痛

者以醋調傅 ᄯᅩ 五옹倍ᄈᆡᆼ子ᄌᆞᆼ를 솝 앗고 ᄡᆞᆯ 醋총애 ᄒᆞᄅᆞᆯ ᄃᆞ마 ᄯᅳᆫ브레

봇가 ᄀᆞᄅᆞ ᄆᆡᆼᄀᆞ라 ᄆᆞᄅᆞ닐 ᄲᅵ호ᄃᆡ ᄒᆞ야디디 아니코 브ᅀᅥ 알ᄑᆞ닌 醋총애 ᄆᆞ라 브티

라 又方用雄黃二分無名異一分細研水

調傅極効 ᄯᅩ 雄ᅘᅲᆼ黃ᅘᅪᇰ 두分분과 無뭉名명異잉 ᄒᆞᆫ分분을 ᄀᆞᄂᆞ리 ᄀᆞ라

므레 ᄆᆞ라 브티면 ᄀᆞ장 됴ᄒᆞ니라 又方治杖瘡腫痛用大

黃黃連黃蘗黃芩各三錢乳香沒藥各一

錢別研腦子少許爲末冷水調勻攤緋絹

上貼瘡 조마자 헌 ᄃᆡ 브ᅀᅥ 알ᄑᆞᆫ ᄃᆡ 고튜ᄃᆡ 大땡黃황과 黃황蓮련과 黃황蘗

뵉과 黃황芩끔 各각 세 돈과 乳ᅀᅲᇰ香향과 沒몰藥약 各각 ᄒᆞᆫ 돈과 腦놓子ᄌᆞᆼ ᄅᆞᆯ 져기

各각 別볋히 ᄀᆞ라 細솅末ᄆᆞᆯᄒᆞ고 ᄎᆞᆫ므레 ᄆᆞ라 골아 블근 깁 우희 펴 헌 ᄃᆡ 브티라

又方杖瘡熱毒疼痛用黃丹一兩密陀僧

半兩輕粉一錢半射半錢龍腦一字爲末

摻瘡上以靑帛纂之中留一竅 조마자 헌 ᄃᆡ 덥달ᄆᆡ

알ᄑᆞ거든 黃황丹단 ᄒᆞᆫ 兩량과 密밀陀땅 僧ᄉᆞᇰ 半반 兩량과 輕켱粉분 ᄒᆞᆫ 돈 半반과

射쌍香향 半반돈과 龍룡腦놓 ᄒᆞᆫ 字ᄍᆞᆼᄅᆞᆯ
細솅末맗ᄒᆞ야 ᄒᆞᆫ 우회 셰 코 프른 ᄭᅵ 브로
ᄠᅳᆷ고 가온ᄃᆡ ᄒᆞᆫ곰 글두라

車馬墜傷第二十四 從高墜下壓傷附

聖惠方治落馬墮車諸傷踠折徧身疼痛宜
服當歸散 當歸一兩剉微炒 附子炮裂去皮臍 桂
心 澤蘭各半兩 芎藭 檳榔各一兩 甘草炙微赤剉
川椒各半兩去目及閉口者微炒出汗 右擣細羅爲散不
計時候以溫酒調下二錢 ᄆᆞᆯ ᄠᅥ디며 술위예 디여 혀러 가

지로 傷샹ᄒᆞ며 밧목 것그며 모미 다 알ᄑᆞ거든 고튜ᄃᆡ 當당歸귀散산ᄋᆞᆯ 머고리니 當당歸귀 ᄒᆞᆫ 兩량 사ᄒᆞ라 져기 봇고니와 附뿡子ᄌᆞᆼ 구이 것과 빗복 기ᅀᆞ니와 桂궹心심과 澤ᄄᆡᆨ蘭란 各각 半반兩량과 芎궁藭궁과 檳빈榔랑 各각 ᄒᆞᆫ 兩량과 甘감草ᄎᆞᇢ 구어 져기 븕거든 사ᄒᆞ니라 川쳔椒죵 各각 半반兩량ᄋᆞᆯ 눈과 입 마그 날 찻고져기 보ᄊᆡ ᄯᆞᆷ 내ᄂᆡ와 디허 ᄀᆞᄂᆞ리 처 散산ᄆᆡᆼᄀᆞ라 時씽節졇 혜디 마오 ᄃᆞᄉᆞᆫ 수레 두 돈ᄋᆞᆯ 프러 머그라

又方 延胡索擣細羅爲散不計時候以豆淋酒調下二錢

ᄯᅩ 延연胡ᅘᅩᆼ索ᄉᆡᆨᄋᆞᆯ 디허 ᄀᆞᄂᆞ리 처 散산ᄆᆡᆼᄀᆞ라 時씽節졇 혜디 마오 콩 ᄃᆞᄆᆞᆫ 수레 프러 두 돈ᄋᆞᆯ 머그리

又方治

救急方下

從高墮下大便下血不止 當歸剉微炒 川
大黃各三分剉碎微炒 右擣細羅爲散不計時候
以溫酒調下二錢 ᄯᅩ 노ᄑᆞᆫ ᄃᆡ ᄂᆞ려디여 大ᄯᅢᆼ便뼌애 피 나 긋디 아
니커든 고류ᄃᆡ 當당歸귕 사ᄒᆞ라 저기 봇ᄀᆞ니와 川춴 大땡黃ᅘᅪᆼ 各각 세 分분을 사
ᄒᆞ라 봇아 져기 봇ᄀᆞ닐 다 허 ᄀᆞᄂᆞ리 처 散산 ᄆᆡᆼᄀᆞ라 時씽節젏 혜디 말오 ᄃᆞ순 수레
두 돈올 프러 머그라 又方治從高墮下落馬車輾一
切傷折理血止痛 附子炮裂去皮臍 沒藥
當歸 芎藭 蒲黃 薑黃 赤芍藥各一

兩右擣細羅爲散不計時候以溫酒調下

二錢쪈노ᄑᆞᆫᄃᆡ셔디니와ᄆᆞᆯ타디니와술위예그ᅀᅵ니와一ᅙᅵᇙ切촁入傷샹ᄒᆞ

며깃근뎔고티ᄢᅵ피를고티며할푼뎌긋개ᄒᆞᄂᆞ나附뿡子즈구이ᄢᅵᄒᆞ것과빗복

아ᅀᆞ나와沒몰藥약과當당歸귕와芎큥藭꿍과蒲뽕黃ᅘᅪᇰ과薑강黃ᅘᅪᇰ과赤쳑

芍쟉藥약各각ᄒᆞᆫ兩량올디허ᄀᆞᄂᆞ리처散산ᄆᆡᇰᄀᆞ라時씽節졇혜디마오ᄃᆞᄉᆞᆫ수

레두돈올프라머그라 又方治傷折骨碎割剝皮肉

有瘡口出血不止 茅根灰三兩 牛皮膠灰

二兩麻籸灰二兩即進油滓也 右細研爲末傳瘡口

救急方下 二十七

上止血甚効 ᄯᅩ 傷샹ᄒᆞ며 것그며 ᄲᅧ 브ᇫ어디며 갓과 ᄉᆞᆯ쾌 바흐며 쁠여

헌 굼기 이셔 피 나미 긋디 아니커든 븟블 흿 지ᅀᅢ 兩량과 쇠 갓플 ᄌᆞ 두 兩량과 ᄲᅢ목

져두 兩량ᄋᆞᆯ ᄀᆞᄂᆞ리 ᄀᆞ라 ᄀᆞᄅᆞ 밍ᄀᆞ라 瘡창口쿵 우희 브티면 ᄢᅵ 긋고 ᄀᆞ쟝 됴ᄒᆞ니

라 又方治跌折四肢骨碎及筋傷蹉跌疼

痛以生地黃不限多小熟擣用醋熬令熱

承熱攤於所傷處上以帛繫定每日換之

ᄯᅩ 밧목 것그며 四ᄉᆞᆼ肢징 ᄲᅧ 브ᇫ아디며 해 마 傷샹ᄒᆞ며 두위드듸여 알ᄑᆞ거든 生ᄉᆡᆼ

地띵黃황ᄋᆞᆯ 하나 져그나 니기 디허 醋총ᄅᆞᆯ 조쳐 ᄇᆞᆺ가 덥게 ᄒᆞ고 더운 제 傷샹處쳥

에뗘고기브르미ᄋᆞᆸ디 날ᄢᅵ ᄠᅡ ᄆᆞᆯ라 又方治被墜卒損瘀血

在腹中疼痛不出心胷短氣大小便不利

荊芥半兩川大黃剉碎微炒芎藭當歸各一兩微炒剉

蒲黃二兩桂心木通各一兩剉桃仁四十枚去皮尖雙仁

微炒右擣細羅爲散不計時候以溫酒調下

二錢ᄯᅩ 지즐여 傷샹ᄒᆞ야 얼읜 피 ᄇᆡ 안해 이셔 알ᄑᆞ고 나디 아니ᄒᆞ야 가ᄉᆞ맷

氣킝分분이 뎌르며 大땡小ᄉᆖᇢ便뼌이 通티 몯ᄒᆞ닐 고툐ᄃᆡ 荊경芥갱 半반兩량과

川쳔大땡黃황 사ᄒᆞ라 ᄇᆞᇫ아 ᄶᅧ기 보ᄉᆞ니 와 芎큥藭궁과 當당歸귕 各각 ᄒᆞᆫ 兩량식

기보沙사ᄒᆞ니와 蒲뽕黃ᅘᅪᇰ 두兩량과 桂
겡心심과 木목通통 各각 ᄒᆞᆫ 兩량 사ᄒᆞ로
니와 桃똥仁ᅀᅵᆫ 마ᅀᆞᆫ 낫 것과 부리와 어우
러 ᄒᆡ앗고 ᄶᅧ기 보ᅀᆞᆫ 닐디 ᄒᆞ ᄀᆞᄂᆞ라 처 散
산ᄆᆡᆼᄀᆞ라 時씽節젏 혜디 마오
ᄃᆞᄉᆞᆫ 수레 두 돈ᄋᆞᆯ 프러 머고라

葛氏備急方治從高墮下瘀血脹心面青短
氣欲死生地黃汁三升以酒一升半煮取
二升七合分三服 노ᄑᆞᆫ ᄃᆡ셔 ᄂᆞ려디여 얼
읜 피 가ᄉᆞ메 ᄐᆡ와텨 ᄂᆞᆺ
치 프르고 氣킝分분이 뎌러 죽ᄂᆞ닐 고툐
ᄃᆡ 生ᄉᆡᆼ地띵黃ᅘᅪᇰ汁집 서 되ᄅᆞᆯ 술 ᄒᆞᆫ 되 半
반과 글혀 두 되 닐굽 호블 取
츙ᄒᆞ야 세헤 논화 머그라 又方療被壓

迮舟舡車轢(力的切 所踐也)車馬踏牛觸胷腹破
陷四肢摧折氣悶欲絶爲雞一隻合毛杵
一千二百下好苦酒一升相和得所以新
布搨患處取藥塗布上乾即易覺寒振欲
吐不輒去藥須臾復上一雞少則再作 지·또
즐이며ᄇᆡ와술위예긔이며ᄆᆞᆯ게ᄇᆞᆯ이며
쇼게ᄧᅵᆯ여가ᄉᆞᆷᄇᆡᄒᆡ야디며네활기것거
디여氣킝分분이답답ᄒᆞ야죽ᄂᆞ닐고툐
ᄃᆡ烏옹雞곙ᄒᆞᆫ나ᄒᆞᆯ짓조ᄎᆡ一ᅙᅵᇙ千쳔二
ᅀᅵᆼ百ᄇᆡᆨ버ᄂᆞᆯ디코됴ᄒᆞᆫ醋총ᄒᆞᆫ되와섯거
고ᄅᆞ게ᄒᆞ고새뵈로알ᄑᆞᆫᄊᆡ해노코藥약

울·뵈우·희브ᄅᆞ·라ᄆᆞᄅᆞ거·든골·라·치·위너터·러마·통·코져·호·몰그·치·디아·니커·든藥약ᄋᆞᆯ앗고아니한ᄉᆞ·시예다·시연·조·ᄯᅡᄒᆞᆫᄃᆞᆰ·곳:쪽거·든다·시ᄆᆡᆼ·골·라又方治腦骨破及骨折葱白細研和蜜厚封損處立差ᄯᅩ머릿·ᄲᅧᄒᆞ·야디·니·와·ᄲᅧ것그닐고됴·ᄃᆡ·ᄑᆞᆺ미ᄐᆞᆯ·ᄀᆞᄂᆞ·리·ᄀᆞ·라ᄢᅮ래ᄆᆞ·라·헌ᄣᅡ·해ᄠᅳᆫ거여브·티면즉재ᄠᅳᆫᄂᆞ니라又方治壓迮瘀血鼓三升用沸湯二升漬之食頃絞去滓以蒲黃三合投中盡服不過三四良ᄯᅩ지즐여피얼의아든고됴·ᄃᆡ젼국서되·롤·ᄀᆞᆯ논·믈두되예저져·밥머·글·ᄢᅦ만ᄏᆞ·든·ᄧᅡᄌᆞᇫ의·앗·고蒲뽕黃

황서ᄒᆞᆫ블녀허다미고뒤서너 변에ᄂᆞᆷ다아니ᄒᆞ야됴ᄂᆞ니라

得効方雞鳴散治從高墜下及木石所壓凡是傷損血瘀凝積氣絶欲死幷久積瘀血煩燥疼痛叫呼不得並以此藥利去瘀血卽愈推陳致新折傷神方 大黃[酒蒸]一兩 杏仁[三十粒 去皮尖] 右研細酒一碗煎至六分去滓雞鳴時服次日取下瘀血卽愈若便覺氣絶取藥不及急擘開口以熱小便灌之 一方

和酒灌鷄경鳴명散산ᄋᆞᆫ노픈ᄃᆡ셔디며나모돌해지즐아며ᄆᆞᆯ윗傷샹ᄒᆞ
야피얼의며氣킝絶쪓ᄒᆞ야죽ᄂᆞ니와ᄯᅩ
얼읜피오래이셔닶가와열하올오ᄆᆞᆯᄆᆞᆫ
거든다이藥약ᄋᆞ로얼읜피ᄅᆞᆯ즈츼면즉
재픈ᄂᆞ나ᄂᆞᆯᄀᆞ날미러내오새ᄅᆞᆯ오게ᄒᆞ
야것거傷샹ᄒᆞᆫ개神씬驗험ᄒᆞᆫ方방이나
大땡黃ᅘᅪᇰᄒᆞᆫ兩량수레ᄢᅵ나와杏ᅘᅢᇰ仁ᅀᅵᆫ
설흔낫것과부리아ᅀᆞ나와ᄀᆞᄂᆞ리ᄀᆞ라
술ᄒᆞᆫ보ᅀᆞ애글혀여ᄉᆞᆺ分분애니르가든
즈ᇫ의갓고돌올빼예머그면이틋나래얼
읜피ᄅᆞᆯᄂᆞ리우면즉재든ᄂᆞ니ᄒᆞ다가氣
킝絶쪓ᄒᆞ야藥약올몯힛거든ᄡᅥᆯ리이블
바리혀고더운오조ᄆᆞᆯ브ᅀᅩᆯ다니효方방
文문엔수ᄅᆞᆯ뻐브스라ᄒᆞ니라又方麻藥草為散治損傷

骨節不歸窠者用此麻之然後用手整頓
猪牙皂角 木鱉子 紫金皮 白芷
半夏 烏藥 川芎 杜當歸 川烏各五
兩 舶上茴香 坐拏酒煎熟 草烏各一兩 木香
三錢 傷重刺痛手近不得者更加坐拏草烏
各五錢及慢陀羅花五錢入藥右並無煆
製爲末諸骨碎骨折出臼者每服二錢好
紅酒調下麻倒不識痛處或用刀割開或

用剪去骨鋒者以手整頓骨節歸元端正用夾夾定然後醫治或箭鏃入骨不出亦可用此麻藥或用鐵鉗拔出或用鑿鑿開取出後用鹽湯或鹽水與服立醒 또 麻망藥약草ᄎᆞᇢ烏홍散산은 傷샹ᄒᆞ야 ᄲᅧᆺ ᄆᆞᄃᆡ 제 자해 가디 아니ᄒᆞᄂᆞᆯ 고툐ᄃᆡ 일로 ᄡᅮ츤 後ᅘᅮᇢ에 사소ᄂᆞ로 고텨 드리ᄂᆞ니 豬뎡牙앙皂쪼ᇢ角각과 木목鱉볋子ᄌᆞᆼ와 紫ᄌᆞᆼ金금皮ᄈᆡᆼ와 白ᄈᆡᆨ芷징와 半반夏ᅘᅡᆼ와 烏홍藥약과 川쳔芎쿵과 杜똥當당歸귕와 川쳔烏홍各각 닷 兩량과 舶ᄈᆡᆨ上쌍茴ᅘᅬ香향과 坐쫭拏낭ᄅᆞᆯ 수ᄅᆡ 글혀 니ᄀᆞ니와 草ᄎᆞᇢ烏홍各

각ᄒᆞᆫ 兩량과 木목香향 세 돈과 ᄅᆞᆯ 傷샹호
미 連련ᄒᆞ야 알ᄑᆞ소 놀깃기 아몬ᄒᆞ리란
더 坐쫘拏낭와 草촣烏ᅙᅩᆼ 各각 다ᄉᆞᆺ 돈과
曼만陀땅羅랑花황 다ᄉᆞᆺ 돈올 藥약애 드
리리 다 細솅末맗ᄒᆞ야 ᄲᅧ ᄇᆞᇫ아디며 ᄲᅧ 것
그며 자해나니란 두 돈올 溫ᅙᅩᆫ紅ᅘᅩᇰ酒쥴
에 ᄯᅳ러 먹고 ᄲᅮ초ᄃᆡ 알ᄑᆞᆫ ᄃᆡ 모ᄅᆞ거든 갈
ᄒᆞ로 버혀 허리며 사혹 ᄇᆞ려 ᄇᆞ라고 ᄢᅢ래
와 ᄃᆞ나란 소ᄂᆞ로 셋믜ᄃᆡ롤 고뎌 졔자해
가표졍키든 ᄲᅧ빈 後ᅘᅮᇢ에 고티라 지혹 살
미티 ᄶᅢ에 드러나디 아니커든 또 일로 ᄲᅮ
ᄎᆞ며 자혹 집게로 ᄲᅡ혀ᄂᆡ며 사혹 ᄲᅳᆯ로 조
ᅀᅡ 낸 後ᅘᅮᇢ에 소곰 ᄆᆞ롤 ᄡᅳ거나 소
곰 ᄆᆞ롤 머가면 즉재 ᄢᅢᄂᆞ니라

衛生寶鑑當歸導滯散治打撲損傷落馬墜

車瘀血大便不通洪腫暗青疼痛昏悶畜
血內壅欲死 川大黃一兩 當歸三錢 麝香小許
別研 右爲末入射香研勻每服三錢熱酒一
盞調下食前內瘀血去或骨節傷折疼痛
不可忍以定痛接骨紫金丹治之 當당歸귕導ᄯᅩᇢ
滯뗑散산ᄋᆞᆫ 매 마자 傷샹ᄒᆞ며 몰타디며
술위예 ᄢᅥ디여 피 얼의여 大땡便뼌이 通
통티 아니ᄒᆞ야 ᄀᆞ장 브ᅀᅥ 검프르러 알파
어즐코 답답ᄒᆞ며 피 모다 안해 다와텨 죽
ᄂᆞ닐 고툐ᄃᆡ 川춴大땡黃ᅘᅪᇰ ᄒᆞᆫ 兩량과 當
당歸귕 ᄡᅦ 돈과 射썅香향ᄋᆞᆯ ᄶᅧ기 各각別

ᄈᆞᆯ히 ᄆᆞᄅᆞ니와 ᄀᆞᄅᆞ ᄆᆡᆼᄀᆞᆯ오 麝썅香향 ᄋᆞᆯ
드려 ᄆᆞ라 ᄀᆞᆯ와 服뽁ᄒᆞ다 ᄢᅦ ᄃᆞᆫ곰 더 ᄋᆞᆫ 술
ᄒᆞᆫ자 내ᄠᅳ려 食씩煎젼에 머그면 안해 면
원 피셥ᄉᆞ리란 사흑 ᄊᆡ와 ᄆᆞᄃᆡ왜 傷샹ᄒᆞᆫ
며 깃거 알ᄑᆞᄉᆞᆷ디 몯ᄒᆞ거든 알ᄑᆞ 몰그 ᄎᆡ
며 ᄊᆡ나 ᄉᆞᆯ 紫ᄌᆞᆼ金금丹단ᄋᆞ로 고타라

傷元活血湯治從高墜下惡血留於脇下
疼痛不可忍 大黃一兩酒浸 柴胡五錢 栝蔞根
穿山甲炮 當歸各三錢 紅花 甘草各二錢 桃
仁湯泡去尖研如泥五十介 右除桃仁爲㕮咀每服一
兩重水二盞半酒半盞同煎至七分下桃

仁泥再煎一兩沸去柤大温服食前以利
爲度利後痛不盡者當服乳香應痛散傷상
元원活활血혈湯탕ᄋᆞᆫ 노ᄑᆞᆫ ᄃᆡ셔 디여 모딘 피 너비 이셔 알ᄑᆞ 참디 몯ᄒᆞ릴 고튜다
大땡黃황 ᄒᆞᆫ 兩량ᄂᆞᆯ 수래 ᄌᆞᆷ고 柴쨍胡홍 다ᄉᆞᆺ 돈과 栝광蔞룽根곤과 穿춴山산甲
갑을 굽고 當당歸궁 各각 세 돈과 紅홍花황와 甘감草총 各각 두 돈과 桃뚷仁신 쉰
나ᄎᆞᆯ 더운 므레 ᄌᆞᆺ마 부리 앗고 ᄉᆞ로 티즌 ᄒᆞᆰ ᄀᆞ티 ᄒᆞ야 桃뚷仁신을 덜오 삽두드려
服뽁마다 ᄒᆞᆫ 兩량 므긔옴 믈 두 잔 半반과 술 半반 잔과 ᄒᆞᆫ개 달혀 닐굽 分분에 나ᄅᆞ
거든 桃뚷仁신을 녀허 다시 달혀 ᄒᆞᆫ두 번 글커든 즈ᅀᅴ 앗고 ᄀᆞ장 더이 ᄒᆞ야 食씩前

편에 머구뒤 즈츨ᄀᆞ장ᄒᆞ리 즈츤後ᅘᅮᇢ에 알ᄑᆞ미 굿디 아니커ᄂᆞᆫ 亂롼香향應ᅙᅳᆼ通통散산을 머기·라

壽域神方治墮馬落車傷損血湧腹滿大豆五升以水一斗煮取二升去豆一服令盡重者不過三服 ᄆᆞᆯ 타 디거나 술위예 디여 傷상ᄒᆞ야 피 솟고 ᄇᆡ 바브르날고 됴ᄃᆡ 콩 닷 되ᄅᆞᆯ 믈 ᄒᆞᆫ 마래 글혀 두 되ᄅᆞᆯ 取츙ᄒᆞ야 콩 앗교 ᄒᆞᆫ 쁴 니다 머구ᄃᆡ 重뜡ᄒᆞ닌 세 버ᄂᆡ ᄂᆞᆷ디 아니ᄒᆞ리라 又方若墮馬積血心腹

唾血無數乾荷葉幷乾藕爲末酒調方寸

匕日三服 조몰타다여가숨비예ᄢᅳ모다 ᄑᆞ바토ᄆᆞᆯ無옹數숭하ᄒᆞ랄고

됴디므ᄅᆞᆫ蓮련닙과므ᄅᆞᆫ蓮련ㅅ블휘를 조쳐細솅末맗ᄒᆞ야수레方방寸촌술로

프러ᄒᆞᄅᆞ세 번머그라 又方用稻稈燒灰以新熟酒

連糟入鹽和合淋煎灰汁以淋痛處立愈

ᄯᅩ볏더프로지ᄉᆞ라세니근수를지가이 조쳐소곰녀하ᄌᆞᆺ믈글허섯거들곤ᄡᅥ해

저지면즉재 됴ᄒᆞ리라 又方治顚撲骨損用菉豆粉

於新鐵銚內慢火炒令眞紫色新汲水調

成稀膏厚傅損處令徧以白紙杉木板傅

定 ᄯᅩ 마자ᄡᅵ ᄒᆞ야 ᄃᆡ닐고 ·툐ᄃᆡ 菉·록豆뚷ㅅ ᄀᆞᆯ·ᄋᆞᆯ ·새 ·쇠 鐺ᄐᆞᇰ兒ᅀᅵᆼ·에 慢·만火:황로

ᄇᆞᆺ고ᄃᆡ 眞진實씷ㅅ 紫ᄌᆞᆼ的뎍ㅅ 빗 ᄀᆞᆮ게 ᄒᆞ·야 ·새 기·ᄅᆞᆯ ·므래 ·ᄆᆞ·라 누근 膏공·ᄅᆞᆯ ᄆᆡᇰ·ᄀᆞ

라 헌ᄃᆡ 돋거 이 브툐ᄃᆡ 넙게 ᄒᆞ고 ᄒᆞᆫ 죠ᄒᆡ·와 젓나못 ᄂᆞᆯ·로 브텨 ·ᄆᆡ·라 又方治

攧磕作孔出血者用通紅炭火吹去灰帶

火乳鉢內入鹽一撮急研成細末塞瘡口

中令滿以絹帶子緊縛定不可寬血當立

止痛定不作膿亦無水出 ᄯᅩ 다텨 구무 지·ᅀᅥ 피 나·ᄅᆞᆯ 고튜

ᄃᆡ ᄉᆞᄆᆞᆺ 블근 숫브를 ᄌᆡ 업게 블오 브를 가져 乳ᅀᅲᆼ鉢밣 안해 소곰 ᄒᆞᆫ 져·부·믈 녀·허 ᄲᆞᆯ

救急方下 七十五

리ᄀᆞ라ᄀᆞᄅᆞ밍ᄀᆞ라瘡창口쿻ㅅ가온ᄃᆡ ᄀᆞᄃᆞ기 몃구고 깁ᄡᅥ로 ᄉᆞ외 ᄆᆡ야 녹다아

니케ᄒᆞ면 피 즉재 그츠며 알포미 그츠며 곪디 아니ᄒᆞ며 믈도 아니나리라 又

方取葱新摘者入糖灰火內煨之乘熱剝

皮取其涎置傷處仍多煨取續續易換熱

者須用熱葱連涎纏裹即不痛立瘥 ᄯᅩ ᄀᆞᆺ ᄏᆡ욘

파ᄅᆞᆯ 노올 압짓브레 녀허 구어 더운제 것 밧겨 추믈 아ᅀᅡ 알ᄑᆞᆫ ᄃᆡ 두ᄃᆡ ᄯᅩ 만히 구어

아ᅀᅡ 니ᅀᅥ우 더우니로 ᄀᆞᄅᆞᆯ디니 모로매 더운 ᄍᆡ 춤조츠 날얼거 ᄢᅳ리면 곧 알ᄑᆞ디 아

니ᄒᆞ야 즉재 됴ᄒᆞ리라

千金方治從高墮下及爲木石所迮或因落
馬凡傷損血瘀凝積氣絶欲死無不治之
取淨土五升蒸令溜分半以故布數重裹
之以熨病上勿令大熱恐破肉冷則易之
取痛止卽巳凡有損傷皆以此法治之神
效巳死不能言者亦活三十年者亦差노ᄑᆞᆫ
ᄃᆡ셔 ᄂᆞ려디니와 나모 돌해 누르·이니와 ᄆᆞᆯ ·타 디·나와 ·ᄆᆞᆯ 고·티ᄂᆞ·나 믈읫 傷샹ᄒᆞ·야
피 얼의여 모·다 氣킝 絶쪓ᄒᆞ·야 죽ᄂᆞ닐 ·아·니 고·티·리 업스·니 조ᄒᆞᆫ 흙 닷 ·되·ᄅᆞᆯ ·뼈 ·졋·개

ᄒᆞ야 半반ᄋᆞᆯ ᄂᆞᆫ화 놀고 뫼로 두서 브ᄅᆞᆯ 빠 알ᄑᆞᆫ ᄃᆡ 發벓호ᄃᆡ 하 ᄃᆞᆷ 澁ᄒᆞ야 가차 ᄒᆞᆯ 애 말라 ᄎᆞ거든 ᄀᆞ로ᄃᆡ 알ᄑᆞ디 아니커든 말라 믈읫 傷샹ᄒᆞᆫ ᄣᅢ 해 中이 法법으로 고티면 됴ᄒᆞ니 ᄒᆞ마 주거 ᄀᆞᆯ 숨 몯 ᄎᆞ리도 살며 별흔 한라 또 ᄯᅩ 됴ᄒᆞ리라

又方治墮車馬間馬鞍及諸物隱體肉斷以酢和麪塗之

ᄯᅩ 술위와 ᄆᆞᆯ왓 ᄉᆞᅀᅵ예 디여 기ᄅᆞ마와 여러 가짓 거세 그슥ᄒᆞᆫ ᄃᆡ 고기 그처디닐 고토ᄃᆡ 醋ᄎᆞᆼ로 ᄀᆞᆯᄋᆞᆯ ᄆᆞ라 ᄇᆞᄅᆞ라

眯目第二十五 墮睛被物打附

聖惠方治眯目澁痛不明搥羊鹿筋擘之如

被弓法內筋口中熟嚼細擘眼納着瞳子
瞼上以手當瞼上輕挼之若有眯者挼二
七過便出之視眯當着筋出來卽止未出
者復爲之如此法但以平旦日未出時爲
之以差爲度出訖當以好蜜注四眥頭鯉
魚膽亦佳若數挼目痛可閒日挼之 누내 가·사

드려쌔러워ᄒᆞᆫ·ᄒᆞ붑디믄ᄒᆞᆫ닐고듀ᄃᆡ羊 양과사ᄉᆞ카·허믈ᄡᅮ드려·활나필·함·ᄀᆞ티
벼야이ᄈᆡ녀허나기시·버·ᄀᆞ누리벼야누 ·내녀·허조·ᄉᆞ·매다·하고쏘ᄂᆞ·로ᄌᆞ·숫우흘

ᄀᆞ마니 비븨요ᄃᆡ ᄒᆞ다가 가ᄉᆡ 잇거든 두 닐굽 ᄡᅵ 늘 ᄡᅡ 븨면 곤 나라 ᄂᆡ 가ᄉᆡᄅᆞᆯ 부ᄃᆞ

허미 무뎌나면 즉재 됴ᄒᆞ리라 나디 아니 커든 다사 이 法법 ᄀᆞ타 ᄒᆞ요ᄃᆡ 상녜 아ᄎᆞ

미 날 아니 도든 제 됴홀 ᄀᆞ장 ᄒᆞ라 나거든 됴ᄒᆞᆫ 믈로 눈 ᄂᆡ시 우뎨디 그라 鯉링魚ᅌᅥ

의 膽담도 ᄯᅩ 됴ᄒᆞ니라 ᄒᆞ다기 ᄌᆞ조리 바여 누나 올프가든 ᄒᆞ귿 결이 비ᄇᆞ라

又

方稍麥芒入目以生蠐螬取新布覆目上

將蠐螬於布上摩之芒即自出著布 또 벼 와 보

릿ᄀᆞᄉᆞ라기 누녜 들어든 새뵈ᄅᆞᆯ 눈우희 덥고 산 굼ᄇᆡᅌᅵᄅᆞᆯ 그 우희 노하 바븨면 ᄀᆞ

ᄉᆞ라기 믄 나 뵈 예 무드라라

又方治麥芒入目不出者

大麥汁洗注目中良 ᄯᅩ 보릿ᄀᆞᅀᆞ라기 누내 드러 나디 아니ᄒᆞᄂᆞ닐 고툐ᄃᆡ 보리ᄡᆞᆯ 글혀 汁집을 取츙ᄒᆞ야 눈 가온ᄃᆡ 브ᅀᅥ 시스면 됴ᄒᆞ리라

又方治物落眼內不出者取好清水研細墨以銅筯點之卽出 ᄯᅩ 物믏이 누네 디여 나디 아니ᄒᆞ닐 고툐ᄃᆡ 됴ᄒᆞᆫ ᄆᆞᆯᄀᆞᆫ 므레 됴ᄒᆞᆫ 머글 ᄀᆞ라 구리 져에 무텨 ᄃᆞ그면 곧 나리라

又方治砂草眯目用書中白魚以乳汁和研注眼中良 ᄯᅩ 몰애와 플ᄢᅦ 누네 드닐 고툐ᄃᆡ 冊ᄎᆡᆨ 앳 반ᄃᆡ조ᄆᆞᆯ 졋汁집 조쳐 ᄀᆞ라 눈 안ᄒᆡ 브스면 됴ᄒᆞ리라

又方治一切物眯目中妨痛不

可急取猪脂去筋膜於水中煮待有浮上
如油者掠取貯於別器中又煮依前再取
之仰臥去枕點於鼻中不過三兩度其脂
自入眼角中流出眯物即差 ·또 一ᅙᅵᇙ切촁ㅅ 物뭃·이 누
·네 드·려 ᄲᅡᆯ파ᄎᆞᆷ·다 몯ᄒᆞ·린 고·됴·ᄃᆡ 도·ᄐᆡ 기·르·믈 아ᅀᅡ ·힘과 ·쳥과·ᄅᆞᆯ ·멈게 ᄒᆞ고 므·래 녀
·ᄒᆡ 달·효·ᄃᆡ ᄠᅥ올오·미 기·름 ᄀᆞ·티 ᄃᆞ외어·든 거·더 아·ᅀᅡ 다ᄅᆞᆫ 그르·세 다·미 ·ᄯᅩ 달·효·ᄃᆡ 우
ᄀᆞ·티 다·시 아·ᅀᅡ ·올워·러 눕·고 벼·개 앗·고 곳 곰·긔 디·구·듸 두·ᅀᅡ 번 디나·다 아·니 ᄒᆞ야·셔
그·기·르미 自ᄍᆞᆼ然ᅀᅧᆫ·히 눉가·온·ᄃᆡ 드·리 가·셔 흘·러 나·면 곧 ·됴ᄒᆞ·리·라 又方治

雜物眯目不出方 右取桑根白皮一片新
者如筋大削一頭令薄搥令軟滑漸漸令
人於目中黏之須臾自出 또 雜짭거시 누네 ᄃᆞ리나 다 아
니ᄒᆞ릴고 툐ᄃᆡ 뽕나못 불휫 흰 것 ᄒᆞᆫ 片편 아니져 만ᄒᆞ 날ᄒᆞᆫ 머릴 엷게 갓가 두드려
부드럽고 믯믯게 ᄒᆞ야 사ᄅᆞ미 눈가온 ᄃᆡ 브티면 아니 한 ᄉᆞᅀᅵ예 제 나리라 又
方 蘧麥 乾薑 各一分 炮裂剉 右擣細羅爲散
每服以井花水下二錢 또 蘧걍麥ᄆᆡᆨ과 乾 간薑강 各각 ᄒᆞᆫ 分
분을 구어 벅야 사ᄒᆞ로니와 디허 ᄀᆞᄂᆞ리 ᄎᆡ 散산을 ᄆᆡᆼᄀᆞ라 服뽁마다 井졍花황水

救急方下 三十九

ᄉᆞᆷ로두돈올마그라 又方豆豉三七粒着水中浸洗

目視之即出 또젼국세닐굽나ᄎᆞᆯ므레ᄃᆞᆯ워누늘싯고보면즉재나리

라 又方酥少許內鼻中隨目左右垂頭臥

令流入目中有淚即眯物當逐淚出 또酥송油

ᅌᅲᆼ를져기곳굼긔녀호ᄃᆡ왼녁고올ᄒᆞᆫ녀글누늘조차ᄒᆞ고머릴드리워누어누네

ᄒᆞᆯ러들에ᄒᆞ아눉믈나면기사조차나라라 又方白蘘荷根擣

絞取汁注目中即出 또ᄒᆡᆫ蘘ᅀᅣᆼ荷ᅘᅡᆼㅅ불휘ᄅᆞᆯ디허ᄧᅡ집을取

츙ᄒᆞ야눉가온ᄃᆡ브ᅀᅳ면즉재나리라 又方鷄肝血注目中

神効 ᄯᅩ ᄃᆞᆯᄀᆡ 肝간앳 피ᄅᆞᆯ 누네 브ᅀᅳ면 됴ᄒᆞ니라

又方治眼爲他物所傷 羊膽三枚 鷄膽二枚 鯉魚膽二枚 右摘破調合令勻頻頻點之 ᄯᅩ 누니 物뭃에 傷샹ᄒᆞ거든 고툐ᄃᆡ 羊양膽담 두 낫과 ᄃᆞᆯᄀᆡ膽담 두 낫과 鯉링魚엉膽담 두 낫과ᄅᆞᆯ 하러 골오 섯거 ᄌᆞ조 디그라

又方治眼爲物所傷或肉努宜用此生地膚苗五兩淨洗 右擣絞取汁甆合中盛以銅筯頻點目中冬月煮乾者取汁點之 ᄯᅩ 누니 物뭃에 傷샹커나 시혹 肉ᅀᅲᆨ 고가 ᄂᆡ왇거든 고툐ᄃᆡ 이ᄅᆞᆯ ᄠᅳᆯ디니 生ᄉᆡᆼ

地띵膚붕ㅅ삯 닷 兩량ᄋᆞᆯ 조히 시서 디허 汁집을 取츙ᄒᆞ야 沙상合햡애 ᄃᆞᆷ고 구리져로 ᄌᆞ조 눈가온ᄃᆡ 디그라 겨스렌 ᄆᆞᄅᆞᆫ 날 글혀 汁집을 取츙ᄒᆞ야 디그라 又方以杏仁爛研以人乳汁浸頻頻點 ᄯᅩ 杏ᅘᆡᇰ仁신을 므르 ᄀᆞ라 사ᄅᆞᄆᆡ 졋汁집에 불위 ᄌᆞ조 디그라 又方治眼忽被撞打着腫澁疼痛生乾地黃散 生乾地黃 芎藭 羚羊角屑 川大黃剉碎微炒各一兩 赤芍藥 枳殼麩炒微黃去穰 木香各三分 右擣麁羅爲散每服三錢以水一盞煎至六分

去滓不計時候溫服 ᄯᅩ 누니 마자 브ᅀᅥ 싀여 알ᄂᆞ니 날고 됴ᄒᆞᆫ 生ᄉᆡᇰ乾간地띵黃ᅘᅪᇰ과 芎궁藭궁과 羚령羊양角각舌씷와 川춴大땡黃ᅘᅪᇰ을 사ᄒᆞ라 ᄇᆞᇫ아 져기 ᄇᆞᆺ가 各각 ᄒᆞᆫ 兩량과 赤쳑芍쟉藥약과 枳깅殼칵올 기우래 ᄇᆞᆺ가 져가 누르게코 슴아ᅀᆞ니와 木목香ᅘᅣᇰ과 各각 세 分분을 ᄒᆞᆸ혀 개홀에 서 散산올 지ᅀᅥ ᄒᆞᆫ 服ᄲᅮᆨ마다 세 돈곰 ᄒᆞ야 믈 ᄒᆞᆫ 잔ᄋᆞ로 달혀 여슷 分분ᄋᆡ나 ᄃᆞᆯ여든 즈ᅀᅴ 앗고 時씽節졇 혜디 마오 ᄃᆞᄉᆞᆫ 제 머그라

經驗秘方治飛絲入眼赤腫等狀百藥試之不効宜用捷法可珍愛之筒子硬炭煅紅

候成白衣不拘多少男左女右手用大母
指爪甲刮少許同泡湯候清盛熱洗之虫
翳膜隨落盞中立効ᄂᆞᄂᆞᆫ시리누네드러붉고븟거든온藥약
온도됴티아니ᄒᆞᄂᆞ닐고툐ᄃᆡ내ᄅᆞᆯ곤ᄒᆞᆫ마온숫글브려ᄉᆞ라ᄯᅡ블것다가뎻거
치스러ᄒᆡᆫ오시일어든님자ᄂᆞᆫ왼녁소니오겨지븐올ᄒᆞᆫ녁손엄지가락톱올져기
ᄀᆞᆯ가더운므레ᄒᆞᆫᄃᆡ너허ᄆᆞᆯ갓거든더운제사ᅀᅧ면벌에와기런거시그ᄅᆞ세다여
즉재됴ᄂᆞ니다

千金方治目中眯不出以蠶沙一粒吞下即

出 누넷 가시 아니 나ᄂᆞ닐 고툐ᄃᆡ 누엣 ᄠᅩᆼ ᄒᆞᆫ 나ᄎᆞᆯ ᄉᆞᆷ기면 즉자히 나리라

鄕藥方治眼爲物所傷痛胡粉和人乳注目

單乳亦可 누니 物믈에 傷샹ᄒᆞ야 알ᄑᆞ닐 고툐ᄃᆡ 粉분을 사ᄅᆞᄆᆡ 졋汁즙에 프려 누네 브ᅀᅳ라 졋汁즙ᄲᅮᆫ ᄯᅩ ᄡᅳ 됴ᄒᆞ니라 又方治栗殼落眼

刺入瞳栗殼煮熟取汁洗之盡出爲度雖

眇還如舊 ᄯᅩ 밤소이 누네 디여 가ᄉᆡ 드러 브ᅀᅳ닐 고툐ᄃᆡ 밤소이ᄅᆞᆯ 니기 글혀 汁즙을 取ᄎᆔᄒᆞ야 시수ᄃᆡ 다 날 ᄀᆞ장ᄒᆞ라 바ᄅᆞᆨ ᄆᆡ마도 도로 ᄣᅢ곤ᄂᆞ니라

葛氏肘後方治睛爲物所傷損破牛漩日二

點避風黑睛破亦佳눈ᄌᆞᅀᆡ物믈에傷샹ᄒᆞ야햐닐고듀ᄃᆡ쇠오조ᄅᆞᆯ날마다두번딕고ᄇᆞᄅᆞᆷ업슨ᄯᅡ해이사라거든ᄌᆞ샤ᄒᆞ야다여도ᄯᅩ됸ᄂᆞ나라

諸虫入耳第二十六

壽域神方治百虫入耳以好酒灌之行動自出온가짓벌에귀예드닐고듀ᄃᆡ됴ᄒᆞᆫ수를븟고나려든나면제나리라 又方擣韭菜汁灌耳中妙ᄯᅩ韭궇菜ᄎᆡᆼᄅᆞᆯ디허汁즙을귓굼긔브ᅀᅳ면됴ᄒᆞ니라 又方閉氣令人以蘆管吹無虫

一耳ᅀᅵ 또 氣킝分분을 막고 다ᄅᆞᆫ 사ᄅᆞ미 ᄀᆞᆳ 굼그로 빌에 엽손 벽 귀를 블에 ᄒᆞ라

又方以雞冠血滴耳內即出 또 ᄃᆞᆯᄀᆡ 벼셋 피ᄅᆞᆯ 귓 안해 처디면 즉재 나ᄂᆞ니라 又方秦椒末一錢醋半盞浸

良久少少灌耳虫自出 또 川쳔椒죠ᇢㅅ ᄀᆞᄅᆞ ᄒᆞᆫ 돈을 醋총 半반 잔애 블 위오 ᄒᆞ거든 적적 귀예 브ᅀᅳ면 벌에 제 나리라 又方以醬汁

灌耳中即出 又擊銅器於耳傍 또 醬쟝ㅅ 汁집을 귀예 브ᅀᅳ면 즉재 나ᄂᆞ니라 또 구리 그르슬 귀 마ᄧᅡ셔 티라 又方治蟻入

耳灸猪脂香物安耳孔邊即自出 또 가야ᄆᆡ 귀예

드닐고 듀ᄃᆡ ᄃᆞ며기름과 구ᅀᆞᆫ 곳과ᄅᆞᆯ 구 아궷구뭇 ᄀᆞᆺ 새 노하 두면 즉재 ᄲᅢ나ᄂᆞ니라

又方 治蚰蜒入耳 以牛酪灌滿耳卽出 若入腹中 空心食好酪一二升 卽化爲黃水而出 不盡更服 神妙

또 蚰용蜒연이 귀여 드닐고 듀ᄃᆞ 쇠타라ᄀᆞᆯ 귀에 ᄀᆞᄃᆞ기 브ᅀᅳ면 즉재 나ᄂᆞ니라 ᄒᆞ다가 ᄇᆡ예 들어든 空콩心심에 됴ᄒᆞᆫ 타락 ᄒᆞᆫ두 되ᄅᆞᆯ 머그면 즉재 누른 므리 ᄃᆞ외야 나리라 아니 다 낫거든 다시 머그라

又方 取蚯蚓 內葱管中 候化爲水 滴耳中 蚰蜒亦化爲水 妙

또 거ᇫ위ᄅᆞᆯ 팟닙 소배 녀허 므리 ᄃᆞ외어든 귓굼

그ᄎᆡ디면 蚰윰蜒연이 ᄯᅩ 므라ᄃᆞ외ᄂᆞ니가 又方以麻油作煎

餠枕臥須臾自出 ᄯᅩ 麻망油융로 지진ᄡᅧ 귿잉ᄋᆡ라 베여 누어시

면 즉제 제 나리라 又方用小蒜汁滴耳中妙 ᄯᅩ 효ᄀᆞᆫ 마

ᄂᆞᆯ ᄶᅵ 즙을 귓굼긔 처디라 又方以薄荷汁滴入耳立効

ᄯᅩ 薄빡荷ᅘᅡᆼㅅ 汁즙을 귀예 처디여 드리면 즉재 됴ᄒᆞ리라

經驗良方 虫入耳以生油滴耳內 벌에 귀예 들어든 ᄎᆞᆷ

기르믈 귓 안해 쳐디라 又方諸虫入耳用桃葉爲枕

虫自鼻出 ᄯᅩ 벌에 귀예 들어든 복셩홧 니플 볘면 벌에 고ᄒᆞ로 나리라

聖惠方用桃葉塞耳其虫立出 ᄯᅩ 복셩홧 닙프로 귀ᄅᆞᆯ 마ᄀᆞ면 그 벌에 즉재 나리라

又方用葱涕灌耳中須臾虫出 ᄯᅩ 팟닙 소뱃 므를 귀예 브ᅀᅳ면 즉재 벌에 나리라

又方蜈蚣入耳生薑汁灌耳中其虫自出 ᄯᅩ 지네 귀예 들어든 生상薑강汁집을 귀에 브ᅀᅳ면 그 벌에 제 나라가

直指方桑白皮擣汁灌耳中虫即自出 생나못 ᄒᆡᆫ 거츨 디허 汁집을 귀예 브ᅀᅳ면 벌에 주제 재 나ᄂᆞ니라

千金方治百虫入耳車轄脂傳耳孔虫自出

온가짓벌에귀예드닐고됴다술윗갈모
앳기르믈귓굼긔브티면벌에제나라라

得効方治耳中有物不可出右以麻繩剪令
頭散付好膠着耳中使其物粘之徐徐引
出效用弓弦尤妙 귀예物믈이이셔나디아니ᄒᆞ닐고툐ᄃᆡ삼노ᄒᆞᆯ그처머리펴디게ᄒᆞ야됴ᄒᆞᆫ프를무텨귓굼긔녀허그物믈이븓거든ᄌᆞᄂᆞᄌᆞᄂᆞ기그ᇫ어내면됴ᄒᆞ니활시우라ᄠᅡ됴ᄒᆞ니라

菜毒第二十七 鉤吻毒附

聖惠方治食諸菜中毒發狂煩悶吐下欲死

用雞糞燒爲末水服一錢未解更服之 여러 가짓
ᄂᆞᄆᆞᆯ 먹고 毒독 올마 ᄍᆞ미처 안히 답답ᄒᆞ
야 ᄇᆡ 톰ᄒᆞ고 주글 가ᄅᆞᆯ 고툐ᄃᆡ ᄃᆞᆰ기 ᄯᅩᆼᄋᆞᆯ
ᄉᆞ라 ᄀᆞᄅᆞ 밍ᄀᆞ라 므레 ᄒᆞᆫ 돈곰 머
구ᄃᆡ 됴티 아니커든 다시 머그라 又方以
葛根煮汁每飲一小盞 ᄯᅩ 츩불휘 ᄃᆞᆯ혀 汁즙을 져근 ᄒᆞᆫ 잔
곰 머그라 又方取雞毛燒爲灰以水調服二錢
差 ᄯᅩ ᄃᆞᆰ기 지츨 ᄉᆞ라 ᄌᆡ ᄃᆞ외어든 므레 두 돈ᄋᆞᆯ ᄠᅳ러 머그면 됴ᄒᆞ리라 又方
治食菜及菓子中蛇毒以黑豆末酒漬取
汁服之 ᄯᅩ ᄂᆞᄆᆞᆯ과 菓광實씰와 먹고 ᄇᆡ야ᄆᆡ 毒독 마ᄌᆞ닐 고툐ᄃᆡ 거믄 콩 ᄀᆞᆯ

온수레ᄇᆞᆯ위ᄢᅵ진을 取츙ᄒᆞ야 ᄆᆡᄀᆞ라 又方以雞血和鐵粉

丸如梧桐子大每服以溫水下一丸 ᄯᅩ ᄃᆞᆯ·ᄀᆡ 피

ᄅᆞᆯ 鐵텷粉분에 섯거 梧옹桐통子ᄌᆞᆼ만 丸ᅘᅪᆫ·ᄋᆞᆯ ᄆᆡᇰ·ᄀᆞ·라 머·글 제 ᄃᆞ순 ·므·레 ᄒᆞᆫ 丸ᅘᅪᆫ·ᄋᆞᆯ

ᄂᆞ·리오·리 鐵텷粉분ᄋᆞᆫ 쇠·ᄅᆞᆯ 鑹총ㅅ ᄌᆞ·의·예 녀·허 오·라 텬·오 시·나 ᄂᆞ·나 ·ᄀᆞᆯ가 아·소니

일후·미 鐵텷粉분·이·라 又方治諸菜中毒 甘草生ᄉᆡᇰ

貝齒 胡粉各一兩 右件藥擣羅爲散每服

以水調二錢服之 ᄯᅩ 雜짭ᄂᆞᄆᆞᆯ·ᄒᆡ 毒독 마ᄌᆞᆫ 닐 고튜·ᄃᆡ 甘감草촣

生ᄉᆡᇰ ᄒᆞ닐 사ᄒᆞ니·와 貝ᄇᆡᆼ齒칭·와 胡ᅘᅩᆼ粉분과 各·각 ᄒᆞᆫ 兩량·ᄋᆞᆯ 디·허 처 散산·ᄋᆞᆯ ᄆᆡᇰ·ᄀᆞ

·라 두 돈·곰 므·레 ·ᄑᆞ러 머·그·라

又方 童子小便 人乳汁 各半 中盞 右相和煖服 ·또 아ᄒᆡ 오좀·과 :사ᄅᆞ·미 ·젓 汁·즙·과·ᄅᆞᆯ 各·각 半·반 中·듕 잔·ᄋᆞᆯ 섯·거 데·여 머·그·라

又方 治苦瓠毒 用黍穰煮取汁 飲數盞即差 ·또 ·ᄡᅳᆫ박 毒독 마ᄌᆞ닐 고툐ᄃᆡ 기장·ᄯᅵ·플 달·혀 汁·즙·을 取·츙ᄒᆞ·야 두·서 잔·ᄋᆞᆯ 머·그·면 즉재 됻·ᄂᆞ·니·라

又方 桔梗毒 白粥解之 ·또 桔·겷梗·경ㅅ 毒·독·ᄋᆞᆯ ·힌 粥·쥭·으·로 고·티·라

又方 野芋毒 地漿及人糞汁解之 ·또 野:양芋·웅ㅅ 毒독·ᄋᆞᆯ 地·띵漿쟝·과 :사ᄅᆞ·미 ᄯᅩᇰ汁·집·으·로 고·티·라

衛生易簡方治誤食諸毒草并百物毒 板
藍根四兩貫衆 青黛 甘草各一兩 右爲末
蜜丸如桐子大以青黛別爲衣如稍覺精
神恍惚惡心即是誤中諸毒急用此藥十
五元爛嚼新汲水下 雜잡毒독ᄒᆞᆫ 플와 온 가짓 毒독을 그르 마
그닐고튜ᄃᆡ 板반藍람根근 넉 兩량과 貫관衆즁과 青청黛ᄃᆡᆼ와 甘감草촣와 各각
ᄒᆞᆫ 兩량ᄋᆞᆯ ᄀᆞᄅᆞ 밍ᄀᆞ라 ᄢᅮᆯ래 梧옹桐통子ᄌᆞᆼ만 丸ᅘᅪᆫᄋᆞᆯ 지ᅀᅥ 青청黛ᄄᆡᆼ로 各각別볋
히 옷 니피ᄒᆞ다가 精졍神씬이 어즐코 안 ᄂᆞᆨᄂᆞᆨᄒᆞ면 곧 이 中듕毒독ᄋᆡ나 ᄲᆞᆯ리 ᄋᆡ 藥

약열다ᄉᆞᆺ丸환ᄋᆞᆯᄂᆞ로니십고ᄀᆞᆺ기ᄅᆞᆫ믈로ᄂᆞ리오라

菌毒第二十八

千金方治山中樹菌中毒人屎汁服一升良 山산中듕엣남긧버스세毒독마ᄌᆞ닐고튜ᄃᆡᄉᆞᄅᆞ미ᄯᅩᇰ汁집ᄒᆞᆫ되ᄅᆞᆯ머그면됴ᄒᆞ니라

經驗良方治中蕈毒同菰毒 左纏藤 本草名忍冬 取枝根煎汁服 버슷毒독마ᄌᆞ닐고튜ᄃᆡ忍신冬동草ᄎᆞᇢ가지와불휘와ᄅᆞᆯ달혀汁집을取ᄎᆔᇢᄒᆞ야머그라

又方治菌毒 即菰是也

山谷間多生種類不同食者能殺人蓋蛇虫毒氣所薰蒸也其治法掘井以冷水攪之令濁少頃取水飲之可解亦治楓樹菌食之令人笑不止

ᄯᅩ 버스슨 묏 곬 ᄉᆞᅀᅵ예 어러 가짓 거시 해 나ᄂᆞ니 머그면 사ᄅᆞ미 죽ᄂᆞ니 이ᄂᆞᆫ ᄇᆡ야ᄆᆡ 毒독ᄒᆞᆫ 氣킝分분이 ᄶᅵ여 실ᄊᆡ니 그 고틿 法법은 우믈 ᄑᆞ고 ᄎᆞᆫ 믈로 저ᅀᅥ 흐리거든 이슥ᄒᆞ야 그 므를 머그면 됴ᄒᆞ리라 ᄯᅩ 싣남긧 버슷 먹고 우ᅀᅮ믈 그치디 몯ᄒᆞᄂᆞᆫ 사ᄅᆞᄆᆞᆯ 고티ᄂᆞ니라

聖濟總錄治食諸蕈幷菌中毒 生薑細切研

豆醬各四兩 麻油二兩 右和研勻攪 文甲時 刃二切 盛
甑上蒸一炊許時取出不拘時服之諸毒
立解 여러 가짓 버숫 먹고 毒독 마ᄌᆞ닐 고·듀ᄃᆡ 生싱薑강·ᄋᆞᆯ ·ᄀᆞ·ᄂᆞ·리 사ᄒᆞ·라 ·ᄀᆞᆯ
·오 豆둫醬·쟝 各·각 ·넉 兩·량·과 麻망油윻 두 兩·량과·ᄅᆞᆯ 섯·거 ·ᄀᆞ·라 ·골·와 시르 우·희 다·마
ᄒᆞᆫ 솓 밥 지ᅀᅳᆯ ᄢᅳᆷ만 ᄢᅧ 내·야 時씽節·졇 ·혜·디 ·말오 머그·면 諸졍毒·독ᄋᆡ ·주재 ·업·스리·라
朱氏集驗方 治菰菌毒 萊菔煎湯服 吐下解
버숫 毒독ᄋᆞᆯ 고·듀ᄃᆡ 萊ᄉᆡᆼ菔·융ᄅᆞᆯ 달·혀 더우·닐 먹·고 ·마·롱ᄒᆞ·면 ·토ᄒᆞ리·라 又方
熟艾煮服三五盞 ᄯᅩ 니근 ·ᄡᅮᆨ 글 ᄃᆞᆯ·혀 :세 다ᄉᆞᆺ 잔·ᄋᆞᆯ 머·그·라 又

方犬頸下取熱血灌之雄雞血亦可 또가히목아래더운피를取ᄒᆞ야머그다수돌기피ᄯᅩ됴ᄒᆞ니라

鄉藥救急方治食蕈[illegible]中毒生麥少許和油食之 버슷먹고中毒ᄒᆞ닐고튜ᄃᆡ놀외ᄅᆞᆯ져기기르메섯거머그라

中砒礵毒第二十九 諸藥毒幷食毒附

經驗良方其證煩燥如狂心腹攪痛頭旋欲吐不吐面口青黑四肢逆冷命在須臾黑鉛四兩磨水一椀灌之 그證징이안히어ᅀᅳ려워미친ᄃᆞᆺᄒᆞ야ᄆᆞ

숨과 비왜 셧알프고 머리 어즐ᄒᆞ야 吐통코져 호ᄃᆡ 吐통티 몯ᄒᆞ고 ᄂᆞᆺ과 입과 검프
르고 발와 손괘 왜트러 차주거 가거든 黑흑鉛연 셕兩량ᄋᆞᆯ 므레 ᄀᆞ라 ᄒᆞᆫ 보ᄉᆞᄅᆞᆯ 머
기라 如無前藥用青藍兩握細研以井水調
一椀灌之 이 藥약곳 업거든 프른 족 두 주믈 ᄀᆞᄂᆞ리 ᄀᆞ라 우므렛 믈로 프
러 ᄒᆞᆫ 보ᄉᆞᄅᆞᆯ 머기라 又無青藍用清麻油二升許灌
服其毒即解 프른 족곳 업거든 ᄆᆞᆯᄀᆞᆫ 麻망油융 두 되ᄅᆞᆯ 머그면 그 毒독
이 즉재 업ᄉᆞ리라 又無清油擣地用水作漿濃喫
一二椀其土黃色者佳 ᄆᆞᆯᄀᆞᆫ 麻망油융 웃 업거든 ᄯᅡ ᄒᆞᆯ 파 믈

로 漿쟝ᄋᆞᆯ 지ᅀᅥ 긘에 ᄒᆞ야 ᄒᆞᆫ 두 보ᅀᆞ ᄅᆞᆯ 又
미기라 그 ᄒᆞᆯ기 누른 비 차 ᄡᅡ ᄯᅩ ᄒᆞ니라
方豆豉濃煎湯灌下立解 ᄯᅩ 젼국을 걸에 달혀 더유닐 머
기면 곧 됴ᄒᆞ리라 又方解巴豆毒其證口渴兩臉
赤五心熱痢不止諸藥不效芭蕉根葉研
取自然汁服痢止而安 ᄯᅩ 巴방豆듷 入毒 독을 마자 그 證징
이에 비ᄆᆞᄅᆞ고 두 ᄲᅡ미 븕고 손과 발와 ᄆᆞ ᅀᆞᆷ괘 더위 조ᄎᆞᆨ 유미 긋디 아니ᄒᆞ고 여러
藥약ᄋᆞ로 됴티 몯ᄒᆞ릴고 듀디 芭방蕉죵 ㅅ불휘와 닙과ᄅᆞᆯ ᄀᆞ라 自ᄌᆞᆼ然션汁집 글
取츙ᄒᆞ야 머그면 즈치유 미 긋고 便뼌安한ᄒᆞ리라

救急方下 五十

聖濟總錄解砒礵毒 早禾稈燒灰新汲水淋灰汁絹帛濾過冷服一椀毒從利下安 砒삥礵상人毒독ᄋᆞᆯ 고튜ᄃᆡ 올벼 딥 ᄉᆞ론 ᄌᆡᄅᆞᆯ 새 기론 므레 프러 기베 바타 ᄎᆞ니 ᄒᆞᆫ 보ᄉᆞᄅᆞᆯ 머그면 毒독이 즈츼요ᄆᆞᆯ 조차 ᄂᆞ려 便뼌安한ᄒᆞ리라

又方 伏龍肝爲末 清油調二錢下 ᄯᅩ 가맛 미틧 검듸영ᄋᆞᆯ ᄀᆞᄅᆞ ᄆᆡᆼᄀᆞ라 ᄆᆞᆯᄀᆞᆫ 기ᄅᆞ메 두 돈ᄋᆞᆯ 프러 머그라

百一選方治砒礵毒 釅米醋多飲之吐出毒即解 不可飲水 砒삥礵상人毒독ᄋᆞᆯ 고튜ᄃᆡ ᄆᆡ온 醋총ᄅᆞᆯ 해 머거 만

둉ᄒᆞ면毒독이즉재업스리니믈란머기다말라

得効方解砒礵毒菉豆半升細擂滓以新汲

水調通口服或用眞靛花二錢分作二服

以井花水濃調服 砒삥礵상毒독ᄋᆞᆯ고툐ᄃᆡ菉록豆뚷半반되ᄀᆞ

ᄂᆞ리ᄀᆞ론ᅀᅳ의ᄅᆞᆯ새기른므래프러이베만ᄒᆞ머그라시ᄒᆞᆨ靑청花황두돈ᄋᆞᆯᄂᆞᆫ화

두服뽁ᄋᆞᆯ지ᅀᅥ井졍花황水싏에ᄀᆞᆯ에프러미그라

聖惠方治初中俚人毒藥未得飲藥且令定

生薑四兩切 甘草三兩生剉 右以水四大盞煎取

二盞去滓分爲三服服訖然後用調理세치
믜俚링人신의毒독藥약을맛고藥약억디몰ᄒᆞ야이신재고됴ᄒᆞ다生싱薑강닉兩
량온사ᄒᆞᆯ오甘감草총석兩량ᄂᆞᄅᆞᆯ사ᄒᆞ라믈네큰잔애달혀두자니드외어든즈
의앗고ᄂᆞᆫ화세服ᄲᅩᆨ올ᄆᆡᆼᄀᆞ라머근後ᅘᅮ에ᅀᅡ調됴理링ᄒᆞ라又方若不
獲已食俚人食者生甘草一寸爛嚼呑之
食者著毒藥即便吐也是藥毒常囊盛甘
草隨行以防備也또ᄒᆞ다가모지마라俚링人신의食씩을머그
린生싱甘감草총ᄒᆞᆫ寸촌ᄋᆞᆯᄂᆞ로니시버솜새毒독藥약애着러든즉제吐통ᄒᆞᄂᆞ

니ᄒᆞ다가 이 린 藥의 毒독이 서도 샹네
甘감草촣ᄅᆞᆯ ᄂᆞᄆᆞ 세 너허 ᄃᆞᆫ녀 머그라 又
方 解一切藥毒及治飮不知是何毒 甘草
薺苨各一兩 右都剉以水二大盞煎至一
盞去滓更入蜜半合煎一兩沸分爲二服
放冷服之良久再服 ᄯᅩ 藥악毒독 머그니와 머구ᄃᆡ 이모 毒독
인동 모ᄅᆞᄂᆞ닐 고튜ᄃᆡ 甘감草촣와 薺쪵
苨녱와 各각 ᄒᆞᆫ 兩량올 모도 아사ᄒᆞ라 믈
두 큰 잔ᄋᆞᆯ 달혀 ᄒᆞᆫ 잔이 ᄃᆞ외어든 즈ᇫ의ᄅᆞᆯ
앗고 다시 蜜밇 半반 호ᄇᆞᆯ 녀허 달혀 ᄒᆞᆫ
두 번 글커든 ᄂᆞᆫ호아 두 服뽁올 지ᅀᅥ
ᄎᆞ닐 머고 오라거든 다시 머그라 又方

急方下 五十二

中藥毒欲死右用新小便和人糞絞取汁半升頓服入口卽活解諸毒無過糞汁

ᄯᅩ 藥약毒독 마자 주거 가든 ᄀᆞᆺ 눈 오좀과 사ᄅᆞ미 ᄯᅩᅌᆞᆯ 섯거 ᄧᅡ 汁즙을 取츙ᄒᆞ야 半반 되ᄅᆞᆯ 다 머그라 이베 들면 즉재 살리라 믈읫 毒독올 고류ᄃᆡ ᄯᅩᇰ汁즙 ᄀᆞᆮᄒᆞ니 업스니라

又方治飮食中毒苦蔘剉一兩以酒二大盞煮取一盞頓服以吐便愈

ᄯᅩ 飮ᅙᅳᆷ食씩에 毒독 마ᄌᆞ닐 고류ᄃᆡ 苦콩蔘ᄉᆞᆷ ᄒᆞᆫ 兩량ᄋᆞᆯ 사ᄒᆞ라 술 두 큰 잔ᄋᆞᆯ 달혀 ᄒᆞᆫ 자니 ᄃᆞ외어든 다 머고 吐통ᄒᆞ면 곧 됴ᄒᆞ리라

又方治諸餠百物毒檮韭汁

服一中盞冬以水煮根服之 ᄯᅩ 여러 가짓 ᄲᅧ과 온가짓

毒독ᄋᆞᆯ 고튜ᄃᆡ 韭귷菜ᄎᆡᆼᄅᆞᆯ 디허 汁즙을 ᄒᆞᆫ 中듕잔ᄋᆞᆯ 머그라 거스래란 므레 불휘

ᄅᆞᆯ 달혀 마그리 又方解一切藥發不問草石始覺

惡即宜服此方 麥門冬二兩去心 葱白切 豉

各合 一 右以水三大盞煎至二盞半去滓分

爲三服如人行三二里再煎服 ᄯᅩ 藥약毒 독이 發벓

귀든 플와 돌와ᄅᆞᆯ 몰라셔 아니고 온 몰ᄋᆡ 닐고튜ᄃᆡ 麥ᄆᆡᆨ門몬冬동 두 兩량 心심 앗고

葱총白ᄇᆡᆨ 사ᄒᆞᆯ오 견국 各각 ᄒᆞᆫ 홉ᄋᆞᆯ 믈 세 큰 잔ᄋᆞᆯ 달혀 ᄒᆞᆫ 잔 半반이어든 즛의 앗고

ᄂᆞᆫ ᄒᆞ아 세 服ᄲᅮᆨ을 ᄆᆡᆼᄀᆞᆯ오 사ᄅᆞ미 두서 里링 갈만ᄒᆞ거든 다사 ᄃᆞᆯᄒᆡ 머그라

又方解中一切藥毒煩燥不止 甘草一兩生剉 蜜一合 粱米粉二合 右以水三大盞煮甘草取汁二盞去滓歇大熱內米粉湯中攪令稠納蜜煎令熟如薄粥適寒溫頓飮之

또 藥약毒독ᄋᆞᆯ 마자 ᄆᆞᅀᆞ미 어즐ᄒᆞ미 ᄀᆞᆺ디 아니커든 甘감草촣 ᄒᆞᆫ 兩량ᄋᆞᆯ ᄂᆞᆯ로 사ᄒᆞᆯ오 蜜밇 ᄒᆞᆫ 홉과 粱량米몡粉분 두 홉과ᄅᆞᆯ 믈 세 큰 자내 甘감草촣ᄅᆞᆯ 글혀 汁즙 두 잔ᄋᆞᆯ 取췽ᄒᆞ야 즈ᅀᅴ 앗고 ᄀᆞ장 더우미 ᄀᆞᆺ거든 米몡粉분ᄋᆞᆯ 녀허 저서 얼의이든 蜜밇ᄋᆞᆯ 녀허 달

ᄒᆞᄃᆡ 니기 후루루ᄒᆞᆫ 粥쥭 곤거든 ᄎᆞ여 더우미 맛게 ᄒᆞ야 汁 미그라 又方解

中藥毒 薺苨半兩 藍葉幷花半兩 右擣細羅

爲散 以冷水調二錢服之 ᄯᅩ 藥약毒독 마ᄌᆞ닐 고튜ᄃᆡ 薺

쪵苨녱 半반兩량과 藍람葉엽幷뼝花황 半반兩량과ᄅᆞᆯ 디허 ᄀᆞᄂᆞ리 처 散산ᄋᆞᆯ ᄆᆡᆼ

ᄀᆞ라 ᄎᆞᆫ므레 두 돈ᄋᆞᆯ ᄐᆞ라 머그라 又方解諸藥毒以黑豆

煮令熟多飲其汁無黑豆豉亦可 ᄯᅩ 藥약毒독ᄋᆞᆫ

고툐ᄃᆡ 거믄 콩ᄋᆞᆯ 글혀 니거든 그 汁집ᄋᆞᆯ 만히 머그라 거믄 콩곳 업거든 젼국도 됴

ᄒᆞ니라 又方用藍葉藍子亦通解諸毒恒預

畜之凡煮諸藥汁解毒者皆不可熱飮之使諸毒更甚宜小冷爾 ᄯᅩ 족납과 뻬 왜 ᄯᅩ 諸졍毒독 고툐매 됴ᄒᆞ니 상녜 어더 두라 믈읫 藥약汁집ᄋᆞᆯ 글혀 毒독ᄋᆞᆯ 고틸 사ᄅᆞ미 더우닐 머거 諸졍毒독ᄋᆞᆯ 다시 甚씸케 말라 져기 ᄎᆞ게 ᄒᆞ야 머거ᅀᅡ 맛당ᄒᆞ라라

又方解藥毒用白礬一兩擣爲末以新汲水調灌之口鼻耳中皆出黑血勿恠 ᄯᅩ 藥약毒독ᄋᆞᆯ 고툐ᄃᆡ 白ᄈᆡᆨ礬뻔 ᄒᆞᆫ 兩량ᄋᆞᆯ 디허 ᄀᆞᆯᄋᆞᆯ ᄆᆡᆼᄀᆞ라 새 기론 므레 프러 머그면 입과 고콰 귀예 다 거믄 피 나ᄂᆞ니 恠괭異ᅌᅵᆼ하나기 ᄃᆞ 말라

又方雄黃毒漢防己

解之 ᄯᅩ雄ᅘᅲᇰ黃ᅘᅪᇰ毒독ᄋᆞᆫ漢한防빵己긩로 고티ᄂᆞ니라 又方烏頭
天雄附子毒 大豆汁 遠志 防風
棗肉餳糖並解之 ᄯᅩ烏ᅙᅩᆼ頭뚜ᇢ天텬雄ᅘᅲᇰ附뿌ᇢ子ᄌᆞ毒독ᄋᆞᆫ
大땡豆뚜ᇢ汁집과 遠원志징와 防빵風봉과 棗좋肉ᅀᅲᆨ과 飴잉糖땅과로 다 고티ᄂᆞ니
라 又方大戟毒菖蒲解之 ᄯᅩ大땡戟격毒독ᄋᆞᆫ菖챵
蒲뽕로 고티ᄂᆞ니라 又方杏仁毒藍子汁解之 ᄯᅩ杏
ᅘᆡᇰ仁ᅀᅵᆫㅅ毒독ᄋᆞᆫ藍람子ᄌᆞᇰ汁집으로 고티ᄂᆞ니라 又方治藥毒救
解欲死者 雞子 三枚去殼 右用物開其口灌

之須臾吐出便差 ᄯᅩ藥약毒독ᄋᆞ로주나 가릴고됴ᄯᅵ돌ᄎᆞ열새
나ᄎᆞᆯ겁질엇고아못거ᄡᅳ리나어블열 오브스면즉재ᄆᆞᆯᄶᅩᇰᄒᆞ고됴ᄒᆞ리라

經驗秘方解白藥毒出了蠶子者蠶紙燒灰

細研每服一錢冷水調下頻服取差雖面

青脉絕腸脹吐血服之立活 온가짓藥약 毒독ᄋᆞᆯ고툐

ᄃᆡ누에ᄲᅵ난죠ᄒᆡᄅᆞᆯᄉᆞ라ᄌᆡᄅᆞᆯᄀᆞᄂᆞ리ᄀᆞ 라服ᄲᅮᆨ마다ᄒᆞᆫ돈ᄋᆞᆯᄎᆞᆫ므래프러ᄌᆞ조머

그면됴ᄒᆞ리라비록ᄂᆞ치프르고脉ᄆᆡᆨ이 긋고腸땨ᇰ이브르고피를ᄆᆞᆯᄶᅩᇰᄒᆞ야도머

그면즉자 하살라라

壽域神方解諸藥毒用石菖蒲白礬等分爲細末新汲水調二錢立效 여러 가짓 藥약 毒독ᄋᆞᆯ 고툐ᄃᆡ 石쎡菖챵蒲뽕와 白ᄈᆡᆨ礬뻔과ᄅᆞᆯ 等등分분ᄒᆞ야 細솅末맗ᄒᆞ야 세 기룬 므레 두 돈ᄋᆞᆯ 프러 머그면 즉재 됴ᄒᆞ리라

又方白扁豆生晒乾爲末新汲水調服二錢未効再作一服 ᄯᅩ 生ᄉᆡᇰ 白ᄈᆡᆨ扁변豆뚷ᄅᆞᆯ 벼틔 ᄆᆞᆯ와 細솅末맗ᄒᆞ야 새 개룬 므레 두 돈ᄋᆞᆯ 프러 머구ᄃᆡ 됴티 아니커든 다시 지ᅀᅥ ᄒᆞᆫ 번 머그라

又方用生甘草黑豆淡竹葉煮汁冷服之 ᄯᅩ 生ᄉᆡᇰ甘감草ᄎᆞᇢ와 黑ᄒᆡᆨ豆뚷와 淡땀竹듁葉엽과ᄅᆞᆯ 글

혀汁집을取츙ᄒᆞ·야 ·치·와 머·그라 又方解一切衆藥毒用

甘草煎濃汁多飲幷多食葱中涕並佳 ᄯᅩ衆

즁藥·약毒독을 고·툐ᄃᆡ 甘감草초 ᄃᆞᆯ·혼 汁집을 ·만·히 머·그·며 ·ᄯᅩ 팟 소·뱃 汁집·을 ·만·히

머·그·면 :다 ·됴ᄒᆞ·리·라 又方解藥毒用露蜂房甘草等

分數炒令黃色去數爲末水一椀煎至八

分溫臨卧頓服明日取下惡物妙 ᄯᅩ藥·약毒독·을

고·툐·ᄃᆡ 露롱蜂퐁房방과 甘감草초와·를 等ᄃᆞᆼ分분ᄒᆞ·야 기우·래 ᄇᆞᆺ·고 ·ᄃᆡ ·비·치 누·르

거·든 기·울 앗·고 細솅末·말ᄒᆞ·야 믈 ᄒᆞᆫ 보ᄉᆞ로 달혀 八밣分분·이어·든 누·을 ·재 더·우 ·날

ᄶᅡ 머그면 이 鬚나릐 모된 기슬
ᄶᅡ 즈ᅀᅡ 여 뎌 ᄯᅡ면 됴ᄒᆞ라 라

魚肉毒第三十 河豚毒 蟹毒附

聖惠方治食魚中毒面腫煩亂及食蘆魚中毒欲死生蘆根擣取汁多飮乃良幷治蟹毒亦可煮蘆蓬茸汁飮之 믓고기 먹고 毒독 올마 자
ᄂᆞ 채 붓고 어즐ᄒᆞ니와 蘆롱魚엉 먹고 毒독ᄒᆞᆯ 마자 주거 가ᄅᆞᆯ 고ᄐᆔ 뛰 生ᄉᆡᆼ薑강 괴 蘆롱根ᄀᆞᆫ과ᄅᆞᆯ 디허 汁즙을 取츙ᄒᆞ야 만히 머그면 됴ᄒᆞ니 ᄭᅦ 毒독도 이 藥약으로 고티ᄂᆞ니라 ᄯᅩ 蘆롱蓬풍茸 又方 濃煮橘
숑올 글혀 汁즙을 머그라

皮飮汁以多爲妙 또 橘귤皮삐ᇰ를 글에 글ᄒᆡ 그 汁집을 만히 머그
면 됴ᄒᆞ 라라 又方治食諸魚中毒煮橘皮汁
生蘆根汁 黑豆汁 馬鞭草汁 朴硝
汁服之並良 또 여러 가짓 믌고기 먹고 毒독 마ᄍᆞ날 고툐ᄃᆡ 글흔 橘귤
皮삐ᇰ 汁집과 生ᄉᆡᇰ蘆로ᇰ根ᄀᆞᆫ 汁집과 黑흑豆뚜ᇰ 汁집과 馬마ᇰ鞭변草ᄎᆞᇢ 汁집과 朴
퍽硝숗 汁집과ᄅᆞᆯ 미그면 ᄯᅡ 됴ᄒᆞ 라라 又方食鯸鮧一名河
豚以鮫魚皮燒灰細硏水調二錢服之 또 복
고기 머그닐 고툐ᄃᆡ 鮫교ᇢ魚ᅌᅥ 人갓ᄉᆞᄅᆞᆯ ᄯᅵ ᄉᆞᆯ ᄀᆞᄂᆞ리 ᄀᆞ라 므레 두 돈ᄋᆞᆯ 프러 머기

라
又方治食蠏中毒諸方 生藕汁 煮
乾蒜汁 冬瓜汁右服之並佳 ᄯᅩ 게 먹고 毒독 마ᄌᆞ
닐 고튜ᄃᆡ ᄂᆞᆯ 蓮련ㅅ 불휫 汁집과 ᄆᆞᄅᆞᆫ 마
ᄂᆞᆯ 달힌 汁집과 冬동瓜광 汁집과ᄅᆞᆯ 머그
면 다 됴ᄒᆞ리라 又方治食蟹及諸餚膳中毒濃煮
紫蘇汁飲一兩盞解之 ᄯᅩ 게와 안쥬와ᄅᆞᆯ 먹고 毒독 마ᄌᆞ닐
고툐ᄃᆡ 紫ᄌᆞ蘇송ᄅᆞᆯ 걸에 글히 그
汁집 ᄒᆞᆫ 두 잔ᄋᆞᆯ 머그면 됴ᄒᆞ리라 又方治
食六畜中毒心胷煩悶以水服壁底黃土
一錢差 ᄯᅩ 六륙畜휵의 고기 먹고 毒독 마
ᄌᆞ ᄆᆞᅀᆞᆷ과 가ᄉᆞᆷ괘 답답ᄒᆞ닐 고튜

ᄃᆡ ᄇᆞᄅᆞᆷ미 ᄐᆞᆺ 누른 ᄒᆞᆰ ᄒᆞᆫ 돈ᄋᆞᆯ 므레 프러 머그면 됴ᄒᆞ리라 又方冬月取其六畜乾糞爲末水服之佳若是自死六畜肉毒水服黃蘗末一錢須臾便愈 ᄯᅩ 섯ᄃᆞ래 牛ᅌᅮᇢ馬망猪뎡羊양雞곙狗구ᇢᄋᆡ ᄆᆞ른 ᄯᅩᇰᄋᆞᆯ 細솅末맗ᄒᆞ야 므레 프러 머그면 됴ᄒᆞ리라 ᄒᆞ다가 절로 주근 여ᅀᅳᆺ 가짓 기ᄉᆡ고깃 毒독이어든 黃ᅘᅪᇰ蘗빅ㅅ ᄀᆞᄅᆞᆫ ᄒᆞᆫ 돈ᄋᆞᆯ 므레 프러 머그면 즉제 됻ᄂᆞ니라 又方燒藊豆擣末水調服三錢 ᄯᅩ 藊뼌豆뚜ᇢ를 ᄉᆞ라 두드려 細솅末맗ᄒᆞ야 세 돈ᄋᆞᆯ 므레 프러 머그라 又方治食牛肉中毒用猪牙燒灰爲末

水調服一錢良 또 쇠고기 먹고 毒독 마ᄌᆞ닐고 듀되 도틔 엄ᄉᆞ론 지

ᄅᆞᆯ ᄀᆞᄅᆞ 밍ᄀᆞ라 ᄒᆞᆫ 돈을 므래 ᄠᅳ려 머그면 즉 ᄂᆞ나리 又方飮人乳汁

一盞良 또 사ᄅᆞ미 젓 ᄭᆞ 집 ᄒᆞᆫ 잔을 머기면 됴ᄒᆞ리라 又方食馬

肉泄痢欲死 · 豉 三百粒 杏仁 二十枚湯浸去皮 右

件藥於五升米飯下蒸之候飯熟以少飯

合擣頓服之差 또 ᄆᆞᆯ고기 먹고 ᄌᆞ최 오주거 가ᄅᆞᆯ 젼국 三삼百ᄇᆡᆨ 낫

과 杏ᄒᆡᇰ仁ᅀᅵᆫ 스므 나ᄎᆞᆯ 더운 므레 불어 거피 앗고 닷 되 밥ᄡᆞᆯ 아래 노하 ᄧᅵ되 바비 니

거든 바ᄇᆞᆯ 저기 더러 섯거 디하 다 머그면 됴ᄒᆞ리라 又方治食馬肉

中毒悶亂擣蘆根汁飮一盞兼作湯浴之

便解 또 ᄆᆞᆯ고기 먹고 毒독마자 답답ᄒᆞ닐 고튜ᄃᆡ 蘆롱根ᄀᆞᆫ 디ᄒᆞᆫ 汁집 ᄒᆞᆫ 자ᄂᆞᆯ 먹고 또 글힌 沐목浴욕ᄒᆞ면 곧 됴ᄒᆞ리라

經驗良方治河豚魚毒白礬末湯點服河豚

能殺人服此毒自消累用效 복의 毒독을 고튜ᄃᆡ 白ᄈᆡᆨ礬뻔ㅅ ᄀᆞᆯᄋᆞᆯ 더운 므레 프러 머그라 복은 사ᄅᆞᄆᆞᆯ 잘 주기ᄂᆞ니 이 藥약ᄋᆞᆯ 마그면 그 毒독이 제 스러디ᄂᆞ니라

事文類聚治河豚中毒槐花炒末水調服之

복먹고毒독마ᄌᆞ닐고툐ᄃᆡ槐횅花황ᄅᆞᆯ봇가細솅末맗ᄒᆞ야므레프러머기라

衛生易簡方治食河豚魚毒一時困殆倉卒無藥急以淸油多灌之使毒物盡吐出爲愈

보기고기옛毒독ᄋᆞᆯ먹고즉재困콘ᄒᆞ야바ᄃᆞ랍고뵈왓바藥약아업겨든時생急급히ᄆᆞᆯᄀᆞᆫ기르므로만히머겨毒독ᄒᆞᆫ거슬다맏롱캐ᄒᆞ면됴ᄒᆞ리라

千金方治食野菜馬肝肉諸脯肉毒取頭垢如棗核大呑之起死人

ᄆᆡ햇ᄂᆞᄆᆞᆯ와ᄆᆞᆯ간과고기와雜짭보슉毒독을머그닐고튜ᄃᆡ머리옛ᄣᅵᄅᆞᆯ아ᅀᅡ大땡棗좋ㅅᄌᆞᅀᆞᆺ킈만ᄒᆞ닐ᄉᆞᆷ기면주

又方燒猪骨爲末水服方寸匕ᄀᆞᆫ사ᄅᆞ미 닐라라
日三ᄠᅩ 도ᄐᆡ ᄲᅧ를 ᄉᆞ라 ᄀᆞᄅᆞ 밍ᄀᆞ라 므레 方방寸촌 술로 머규믈 ᄒᆞᄅᆞ 세 번 ᄒᆞ
라 又方治百獸肝中毒頓服猪脂一斤佳
亦治陳肉毒ᄠᅩ 온가짓 즁ᄉᆡᇰ의 간 먹고 毒독 마ᄌᆞ닐 고툐ᄃᆡ 도ᄐᆡ 기름
ᄒᆞᆫ 斤근을 다 머그면 됴ᄒᆞ니 ᄠᅩ 무근 고깃 毒독을 고탸ᄂᆞ나라 又方治食
狗肉不消心中堅或腹脹口乾大渴心急
發熱狂言妄語或洞下杏仁一升合皮研
以沸湯三升和絞取汁分三服狗肉完片

皆出即靜良驗 ᄯᅩ 가히고기 먹고 삭디 아 니ᄒᆞ야 ᄆᆞᅀᆞᆷ 가온ᄃᆡ 돈돈

ᄒᆞ며 시혹 ᄇᆡ브르며 어비 몰라 ᄀᆞ장 渴캃 ᄒᆞ야 므ᅀᆞ미 ᄢᅴ왓바뎌 우미 發븛ᄒᆞ야 미

쳔말ᄒᆞ며 개ᄌᆞᆺ말ᄒᆞ며 시혹 ᄀᆞ장 ᄌᆞᄎᆡ리 롤 고됴ᄃᆡ 杏ᅘᆡᇰ仁신 ᄒᆞᆫ 되롤 거플 조쳐 ᄀᆞ

라 글는 믈서 되예 ᄠᅳ려 汁집을 ᄧᅡ 세 服뽁 애 ᄂᆞᆫ화 머그면 가히 고기 온 편이 다 나 즉

재 됴ᄒᆞ 리라 又方治食猪肉中毒燒猪屎爲末

服方寸匕 ᄯᅩ 도ᄐᆡ고기 먹고 毒독 마ᄌᆞ닐 고튜ᄃᆡ 도ᄐᆡ ᄯᅩᇰᄋᆞᆯ ᄉᆞ라 ᄀᆞᄅᆞ ᄆᆡᇰ

ᄀᆞ라 方방寸촌 술로 머기라 又方治漏脯毒擣韭汁服

之良大豆汁亦得 ᄯᅩ 서근 脯뽕肉ᅀᅲᆨ毒독 ᄋᆞᆯ 고튜ᄃᆡ 韭궇菜ᄎᆡᆼ ᄅᆞᆯ

ᄯᅳ드려 汁즙을 머기면 됴ᄒᆞ리·나 콩汁즙·이 ·또 됴ᄒᆞ나·라 又方治鬱肉

濕脯毒 張文仲云 肉閉在密器中經宿者

鬱燒狗糞爲末水服方寸匕凡生肉熟皆

不用深藏密蓋蓋不泄氣皆殺人又肉汁

在器中密蓋氣不泄者亦殺人 ·또 곰ᄯᅳᆫ 고기·와 저ᄌᆞᆫ

脯뽕肉ᅀᅲᆨ앳 毒독ᄋᆞᆯ 고튜ᄃᆡ 張댱文문仲뜡·이 ᄀᆞ·로·ᄃᆡ 고기·ᄅᆞᆯ 쳑쳑ᄒᆞᆫ 器킝具꿍ㅅ

안해 자자·이셔 밤디나거든 ·믈ᄡᅳᄂᆞ니 가·히 ᄯᅩᆼ·ᄋᆞᆯ ·ᄉᆞ·라 ᄀᆞᆯ·ᄋᆞᆯ ᄆᆡᆼ·ᄀᆞ·라 ·므·러 方방寸촌

·만수·를 머그·라 ·믈읫 生ᄉᆡᆼ肉ᅀᅲᆨ 니그닌 ·다 기·피 갈·마 촤치기 덥·띠 마·ᄅᆞᆯ 다·니 뎌·펴 氣

킝分분이ᄉᆞᄆᆞ치니디몯ᄒᆞ면ᄂᆡ사ᄅᆞ몰

주기ᄂᆞ니라ᄯᅩ고깃汁집이器킝具궁ᄉᆞ

中듕에잇거든최太기뎌펴氣킝分분이

ᄉᆞᄆᆞᄎᆞ나디몯ᄒᆞᄂᆞᆫ깃도ᄯᅩ사ᄅᆞ몰주기

ᄂᆞ니라

本朝經驗治食牛馬肉中毒白附子細末和

酒服二錢又傳肉毒瘡上 쇼와ᄆᆞᆯ고기ᄅᆞᆯ 먹고毒독마ᄌᆞ

닐고툐ᄃᆡ白ᄇᆡᆨ附뿡子ᄌᆞᆼᄅᆞᆯ細솅末맔ᄒᆞ

야수래ᄠᅳ러두도ᄂᆞᆯ먹고ᄯᅩ肉ᅀᅲᆨ毒독ᄒᆞᆫ

우희브 티라 又方黃芩細末熱醋和三錢服水

濃煎服亦可 ᄯᅩ黃ᅘᅪᇰ芩끔을細솅末맔ᄒᆞ 야더운醋총애ᄠᅳ러세도ᄂᆞᆯ

미ᄀᆞᆯᄃᆡ니므래다투달
ᄒᆡ마구마ᄯᅩ됴ᄒᆞ나라

虎咬第三十一 猪熊傷猫咬鼠咬附

千金方治虎咬瘡潰煮葛根汁洗十數徧及
擣爲散以葛根汁服方寸匕日五甚者夜
加二服
범므러헌ᄃᆡ고롬든ᄃᆡ츩불휘디투
글힌汁즙오로여라ᄆᆞᆫ저글싯고
ᄯᅩᄶᅵ허散산ᄆᆡᇰᄀᆞ라츩불휫汁즙으로方
방寸촌만수를머구ᄃᆡ나ᄌᆡ다ᄉᆞᆺ적곰ᄒᆞ
고甚씸ᄒᆞᆫ닌바ᄆᆡ두
적곰머구믈더ᄒᆞ라
又方靑布急卷爲繩
止一物燒一頭燃內竹筒中注瘡中熏之

妙ᄒᆞ니라 ᄯᅩ 프른 ᄇᆡᄅᆞᆯ 되오 ᄆᆞ라 노ᄉᆞᆯ아 그 긋ᄲᅮᆫ ᄒᆞ녁 그틀 블브터 대롱에 녀허 ᄒᆡᆫ가온
ᄃᆡ 다혀 쐬면 됴ᄒᆞ니라 又方嚼栗子塗之即差 ᄯᅩ 바ᄆᆞᆯ 사
버 ᄇᆞᄅᆞ면 즉재 됸ᄂᆞ니라 又方煮鐵令濃洗瘡 ᄯᅩ 쇠ᄅᆞᆯ 글혀 ᄃᆞᆫ
게 ᄒᆞ야 헌ᄃᆡ 사스라 又方鼠一枚燒為灰細研先用漿
水洗身後傳之甚良 ᄯᅩ 쥐 ᄒᆞᆫ나ᄒᆞᆯ ᄉᆞ라 ᄌᆡ ᄃᆞ외에 ᄒᆞ야 ᄀᆞᄂᆞ라
ᄀᆞᆯ오 몬져 漿쟝水ᄉᆔᆼ로 모몰 시슨 後[illegible]에 브류미 됴ᄒᆞ니라 又方治猪
囓松脂煉作餅貼之 ᄯᅩ 돋 믄 ᄣᅢ 홀고 됴ᄃᆡ 솘ᄶᅵ 놀나겨 셕 망ᄀᆞ
라 브티라 又方屋霤中泥塗之 一方屋漏水洗

之 ᄯᅩ 집 中듕央향앳 즌ᄒᆞᆯᄀᆞᆯ ᄇᆞᄅᆞ라 ᄯᅩ 집웃기슬글 로시스라 又方 治

熊爪牙傷毒痛 燒靑布以熏瘡口 毒卽出

ᄯᅩ 고미 발토배 헐어 毒독氣킝 알ᄑᆞᆫ ᄣᅢ ᄒᆞᆯ고 듀ᄠᅵ ᄑᆞ른 뵈ᄅᆞᆯ ᄉᆞ라 헌 굼글 ᄡᅬ면 毒독

氣킝 즉재 나ᄂᆞ니라

葛氏備急方 熊虎爪甲傷 栗爛嚼傅之 亦治

虎咬 곰과 범과의 토배 헐인 ᄃᆡ 바ᄆᆞᆯ 니기 샤ᄡᅥ 브티라 ᄯᅩ 범 믄 ᄣᅢ ᄒᆞᆯ고 타ᄂᆞ나

라

本草 治虎狼傷瘡 月經衣燒末 酒服方寸匕

目上三兼治箭鏃入腹범과 일히와 활 인믈 고튜ᄃᆡ 月월經경ᄒᆞᆫ 옷ᄉᆞ론 ᄀᆞᆯᄋᆞᆯ 수레 方방寸촌만 수를 머구ᄃᆡ ᄒᆞᄅᆞ 세 적곰 ᄒᆞ과 ᄉᆞᆯ미ᄐᆡ 비에 ᄃᆞᆫ기슬 조쳐 고티ᄂᆞ니라

壽域神方虎傷人但飲酒常令大醉當吐毛범 믄 사ᄅᆞ믄 오직 수를 마셔 당샹 ᄀᆞ장 醉ᄌᆔᆼ케 ᄒᆞ면 당다이 터러글 吐통ᄒᆞ리라

又方服清油一碗仍用油洗瘡口神妙ᄯᅩ ᄆᆞᆯᄀᆞᆫ 기름 ᄒᆞᆫ 보ᅀᆞ 먹고 기르므로 헌 ᄃᆡᆯ 씨스면 ᄀᆞ장 됴ᄒᆞ니라

又方治鼠咬毒用沙糖調水冷服立效ᄯᅩ 쥐 믄 毒독氣킝를 고튜

뎌 사탕ᄋᆞᆯ 므레 프러 太ᄂᆞᆯ 머기면 즉재 됴ᄂᆞ니라 又方用猫糞揉

咬處甚妙 ᄯᅩ 괴ᄯᅩᇰᄋᆞᆯ 믄 ᄯᅡ해 ᄡᅮ추미 ᄀᆞ장 됴ᄒᆞ니라 又方猫頭

一枚全燒灰爲末每服三茶匙用温酒下

清油調搽患處妙 ᄯᅩ 괴머리 ᄒᆞᆫ나ᄒᆞᆯ 오로 ᄉᆞ론 ᄌᆡᄅᆞᆯ ᄀᆞᄅᆞ ᄆᆡᆼᄀᆞ라

ᄒᆞᆫ 적미구ᄋᆡ 세 ᄎᆞᆺ술옴 ᄒᆞ야 ᄃᆞᄉᆞᆫ 수레 먹고 믈ᄀᆞᆫ 기르메 ᄆᆞ라 알ᄑᆞᆫ ᄯᅡ해 브튜미

됴ᄒᆞ니라 又方治鼠咬猫兒鬚一根燒灰傅之

ᄯᅩ 쥐 든 딜고 듀ᄃᆡ 괴입거웃 ᄒᆞᆫ낫 ᄉᆞ론 ᄌᆡᄅᆞᆯ 브ᄅᆞ라 又方治猫咬傷

以用老鼠糞燒灰麻油調傅立效 ᄯᅩ 괴 믈인 시근

몰고 豆듷 놀근 쥐ᄯᅩᆼ ᄉᆞ론 지롤 麻망油윻에 ᄆᆞ라 브티면 즉재 됴ᄒᆞ니라

經驗秘方治鼠咬用麝香唾調塗 쥐 믄 ᄃᆞᆯ 고툐ᄃᆡ 麝쌍香향ᄋᆞᆯ 추메 ᄆᆞ라 ᄇᆞᄅᆞ라 又方治猫咬用薄荷汁塗之 ᄯᅩ 괴 믄 ᄃᆞᆯ 고툐ᄃᆡ 薄빡荷항ㅅ 汁집을 ᄇᆞᄅᆞ라

本朝經驗治熊虎傷好清酒洗瘡大蒜搗取汁塗之又蒜及酒服之 곰과 범과 헐연 ᄃᆞᆯ 고툐ᄃᆡ 됴ᄒᆞᆫ ᄆᆞᆯᄀᆞᆫ 술로 헌 ᄃᆡ 싯고 굴근 마ᄂᆞᆯᄅᆞᆯ 디허 汁집을 내야 ᄇᆞᄅᆞ고 ᄯᅩ 마ᄂᆞᆯ와 수를 머그라

三和子方治虎咬爪牙所傷瘡孔熟艾塡灸

救急方下 二十三

則不畏風不腫不潰不痛 바·므믈며토배ᄒᆞᆯ·인굼글고됴
ᄃᆡ니근ᄲᅮ그로멋구고ᄡᅳ면ᄇᆞᄅᆞ믈므싀·다아·나ᄒᆞ·며븟·디아·나ᄒᆞ·며허·여다·디아
니ᄒᆞ며알ᄑᆞ·디아·니ᄒᆞᄂᆞ니·라 又方伏龍肝和酒傳之 ᄯᅩ가
·마미ᄐᆺᄒᆞᆰᄀᆞᆯ수·레ᄠᅳ라ᄇᆞᄅᆞ·라

猘犬咬第三十二 九犬咬附

千金方凡春末夏初犬多發狂必誡小弱持
杖以預防之防而不免者莫出於灸百日
之中一日不闕者方得免難 大뗭九ᄢᅳᆷᄒᆞᆫᄀᆡ·봄ᄆᆞᄎᆞᆷ과

녀ᄃᆞᆲ 처ᅀᅥ·메 가·히 해미치ᄂᆞ니 모로·매 아·ᄒᆡ·ᄅᆞᆯ 警:경戒·갱ᄒᆞ·야 막다·히·ᄅᆞᆯ 가·져 미·리

마고ᄃᆡ 막다·각 免:면티 몯ᄒᆞᄂᆞ닌 ᄯᅵ메셔 더은거·시 :업스·니 一·힗百·ᄇᆡᆨ數ᄉᆞ·ᅀᅡ·예 ᄒᆞ

ᄅᆞ·도 關괂·타 아니ᄒᆞ·야 ·ᅀᅡ 難·난·애 비·셔나·라 ·라 治猘犬毒 頭髮

猬皮各等分 右燒灰水和飮一杯 口噤者折

齒內藥 미친 가·히 毒·독·올·고토ᄃᆡ 머·리터·럭과 고·솜도·ᄐᆡ 가·ᄎᆞᆯ ·곤게 ᄂᆞᆫ호·아

두 것 ᄉᆞ론 ᄌᆡᄅᆞᆯ 므레 프러 ᄒᆞᆫ 잔·ᄋᆞᆯ 머·귀ᄃᆡ ·이·비 마·구ᄆᆞ·니·란 ·니·ᄅᆞᆯ 것·고 藥·약·ᄋᆞᆯ 녀ᄒᆞ

·라 又方 擣地楡絞取汁塗瘡 無生者 可取

乾者 以水煮汁飮之 亦可爲末 服方寸匕

月三兼傳上過百日止ᄯᅩ地띵楡융ᄅᆞᆯ ᄡᅥ하 汁즙을 ᄧᅡ 한ᄃᆡ

블로ᄃᆡ 生ᄉᆡᇰᄒᆞ니 업거든 므ᄅᆞ닐 므레 ᄀᆞᆯ혀 汁즙을 머기며 ᄯᅩ 골을 ᄆᆡᇰᄀᆞ라 方방寸

촌만 수ᄅᆞᆯ 머구ᄃᆡ ᄒᆞᄅᆞ 세 적곰 ᄒᆞ고 우희 조ᄎᆞ 블로ᄃᆡ 一ᅙᅵᇙ百ᄇᆡᆨ나리 디나거든 말

라 又方擣韭絞取汁飮一升日三瘡愈止

亦治愈後復發者ᄯᅩ韭궁葉칭ᄅᆞᆯ 시혀 汁즙을 ᄲᅡ ᄒᆞᆫ 되ᄅᆞᆯ 머구ᄃᆡ

ᄒᆞᄅᆞ 세 적곰 ᄒᆞ야 헌ᄃᆡ 됴커든 말라 ᄯᅩ 됴ᄒᆞᆫ 後ᅘᅮᇢ에 다ᄉᆡ 發ᄇᆞᇙᄒᆞᄂᆞᆯ 고타ᄂᆞ니라

又方刮虎牙若骨服方寸匕ᄯᅩ 버믜 어미 어나 ᄲᅧ어나

ᄀᆞᆯ가 方방寸촌만 수ᄅᆞᆯ 머그라 又方刮狼牙或虎骨末服

已發狂如猘犬者服即愈ᄯᅩ닐희어미어나ᄡᅢ믜ᄲᅡ어니
골가골ᄋᆞᆯ머그라ᄒᆞ마미처모딘가히ᄀᆞᆫᄒᆞ니ᄯᅩ머그면즉재됴ᄂᆞ니라 又方
燒虎骨傅瘡及熨又微熬杏仁擣研取汁
服之良又取燈盞油灌瘡口此皆禁酒猪
肉魚生菜ᄯᅩ버믜ᄲᅧ를ᄉᆞ라헌ᄃᆡ브티며ᄌᆞᄌᆞ라ᄯᅩ솔곳ᄌᆞᅀᆞ를잠간봇
가ᄡᅥ허ᄀᆞ라ᄧᅡ집을머구미됴ᄒᆞ니라ᄯᅩ燈등盞잔앳기르믈헌ᄃᆡ브스라이다술
와도ᄐᆡ고기와믌고기와生ᄉᆡᇰ菜ᄎᆡᆼ를禁금교징홀ᄯᅡ니라 又方用韭
根故梳二枚以水二升煮取一升頓服ᄯᅩ韭

금藥청ㅅ블휘와ᄂᆞᆯ고빗두라ᄎᆞᆯ믈두되ᄒᆞᆫ되ᄃᆞ와에글혀ᄡᅡ머그라 又方

桃東南枝白皮一握水二升煮取一升分

二服吐出犬子 또복셩화나모東동南남녁가지흰깃ᄒᆞᆫ우훔믈두되ᄒᆞᆫ되ᄃᆞ외에글혀두저게ᄂᆞᆫ호아머그면강아질마ᄐᆞᆼᄒᆞᄂᆞ니라 又方

蝦蟇灰粥飮服之 또두터비ᄉᆞ론ᄌᆡ를粥쥭므레머그라 又

方梅子末酒服之 또梅ᄆᆡᆼ花황ㅅᄡᅵᄀᆞᆯ을수레머그라

葛氏肘後方療猘犬咬人仍殺所咬犬取腦

傳之後不復發 미친가히사ᄅᆞᆷ므러든고티고믄가히ᄅᆞᆯ주겨骨곯

髓슝롤 내야 브티면 後흫에 다시 發벓타 아니ᄒᆞᄂᆞ니라 又方豆醬清

塗之日三四 또 醬쟝ㅅ 므를 ᄇᆞᆯ로ᄃᆡ ᄒᆞᄅᆞ 세네 적곰 ᄒᆞ라 狂犬

嚙人蛇脯一枚去頭擣末服五分匕日三

미친 가히 사ᄅᆞᆷ 므러든 비얌 ᄆᆞᄅᆞ니 ᄒᆞᆫ 나ᄎᆞᆯ 머리 앗고 디허 ᄀᆞᄅᆞ 밍ᄀᆞ라 五옹分분

수를 머고ᄃᆡ ᄒᆞᄅᆞ 세 적곰 ᄒᆞ라 治凡犬嚙人熬杏仁五合

令黑碎研成膏傅之 샹녯 가히 사ᄅᆞᆷ 므러든 고툐ᄃᆡ ᄉᆞᆯ곳 ᄌᆞᅀᆞ

닷 호브 봇가 검게 ᄒᆞ야 ᄇᆞᅀᅡ ᄀᆞ라 골 밍ᄀᆞ라 브티라 又方取竈中熱

灰以粉瘡中帛裹繫之 또 브서빗 더운 ᄌᆡᄅᆞᆯ 헌 ᄃᆡ 세코 기브

로ᄲᅡ미라 又方鼠屎爲末以臘月猪膏和傅之 ᄯᅩ 쥐ᄯᅩᇰᄋᆞᆯ ᄀᆞᄅᆞ ᄆᆡᇰᄀᆞ라 臘랍月월ㅅ 도ᄐᆡ 기르메 므라 브티라 外臺云用鼠一枚猪膏煎傅之 쥐 ᄒᆞᆫ 나ᄎᆞᆯ 도ᄐᆡ 기르메 煎젼ᄒᆞ야 브티라

又方飮生薑汁一升 ᄯᅩ 生ᄉᆡᇰ薑강汁집 ᄒᆞᆫ 되ᄅᆞᆯ 마시라

又方燒犬尾爲末傅瘡上 ᄯᅩ 가히 ᄭᅩᄅᆞᆯ ᄉᆞ라 ᄀᆞᄅᆞ ᄆᆡᇰᄀᆞ라 헌ᄃᆡ 브툐ᄃᆡ ᄒᆞᄅᆞ 세 적곰 ᄒᆞ라

又方以頭垢少少內瘡中 ᄯᅩ 머리ᄢᅴᄅᆞᆯ 젹젹 헌ᄃᆡ 녀ᄒᆞ라

又方炙蠟以灌瘡中 ᄯᅩ 미ᄅᆞᆯ 브레 ᄧᅬ야 헌ᄃᆡ 브ᅀᅳ리

又方以熱牛屎塗之佳 ᄯᅩ 더운 ᄉᆈᄯᅩᇰᄋᆞᆯ

블로 뎌 됴ᄒᆞ니라 又方以苦酒和灰塗瘡中 ᄯᅩ ᄡᅳᆫ 수레

ᄌᆡᄅᆞᆯ 프러 헌ᄃᆡ ᄇᆞᄅᆞ라

聖惠方治猘犬咬毒氣入腹心頭悶亂腹內

疞痛 桃白皮 三兩 甘草 半兩炙微赤剉 桂心 一兩 杏

仁 三十枚湯浸去皮尖雙仁麩炒微黃研成膏 右細剉以水三

大盞煎取一盞去滓入杏仁膏攪均分爲

二服良久再服 미친 가히 므러 毒독氣킈 ᄇᆡ예 드러 ᄆᆞᅀᆞ미 ᄋᆞᆶ가와

어즈럽고 ᄇᆡ 안히 알ᄑᆞ거든 고툐ᄃᆡ 복셩화나모 힌 것 석 兩량과 甘감草초 半반 兩

량올구우ᄃᆡ져기붊개ᄒᆞ야사ᄒᆞ로니와桂계心심ᄒᆞᆫ兩량과솔곳ᄌᆞᅀᆞ닐흔나ᄎᆞᆯ더운므레ᄌᆞ마거플와ᄡᅵ로ᄃᆞᆫ큰과어우러힐밧고가우래봇고ᄃᆞ져기노ᄅᆞ게ᄒᆞ야ᄀᆞ라ᄀᆞᄅᆞᆯ밍ᄀᆞ라웃세가짓거슬ᄀᆞᄂᆞ라사ᄒᆞ라믈세큰자놀ᄃᆞᆯ혀ᄒᆞᆫ자나ᄃᆞ외애ᄒᆞ야즛의앗고솔곳ᄌᆞᅀᆞ로밍ᄀᆞᄅᆞᆫ고ᄅᆞᆯ녀허섯겨고ᄅᆞ게ᄒᆞ야ᄂᆞᆫ호아ᄃᆞ度뿍ᄋᆞᆯ밍ᄀᆞ라오라거ᄃᆞᆫ두번머그라

又方治猘犬咬人疼痛不止 豉一合 雄鼠糞 杏仁 韭根各一兩

右相和爛研傳被咬處良

또미친가히사ᄅᆞᄆᆞᆯᄆᆞ러알ᄑᆞ미ᄀᆞᆺ다아니커든고툐ᄃᆡ젼국ᄒᆞᆫ흡과수쥐ᄯᅩᆼ과솔곳ᄌᆞᅀᆞ와韭궇菜칭ㅅ불휘各

각ᄒᆞᆫ 兩량ᄋᆞᆯ 서르 섯거 니기 ᄀᆡ 리믄 ᄡᅡ해 ᄇᆞᄅᆞ미 됴ᄒᆞ니라 又方治猘

犬嚙重發用乾薑末以水調下二錢良 ᄯᅩ 마

친가히 므러 다사 發벓ᄒᆞ거든 고툐ᄃᆡ 乾간薑강ㅅ ᄀᆞᆯᄋᆞᆯ 므래 두 도ᄂᆞᆯ 프러 머구미

됴ᄒᆞ니라 又方狂犬咬毒入心悶絶不識人取

黑豆煮汁服之甚良 ᄯᅩ 미친가히 므른 毒독이 ᄆᆞᅀᆞ매 드러 ᄃᆞᆸ

가와 사ᄅᆞᆷ 몰모ᄅᆞ거든 거믄 ᄑᆞᆺ 글ᄒᆞᆫ 汁즙을 머구미 ᄀᆞᆺ 됴ᄒᆞ니라

急救方治風狗咬此毒若不急療必致殺人

至甚可畏被咬之時便用冷水洗及用飯擦

倉卒無藥且用生葱連白不以多少爛研
先塗傷處然後服藥被咬之人頂心之中
有一紅髮即當急去服藥效快急用斑猫
七箇去頭足翅研爲細末溫酒調服其毒
必從小便中出可將織桶盛清水令患人
尿小便於內停半日見小便中濁氣凝結
如狗形狀則毒已出如不見狗形須服七
次方可如大小便俱澁不下却用火麻燒

灰存性同沒藥末茶少許用溫酒調服引

導其毒即下

미친가히믄돌고됴ᄃᆡ이毒
독氣킝ᄅᆞᆯ時씽急급히고티
디아니ᄒᆞ면ᄐᆞᆫ뎌디사ᄅᆞ몰죽게ᄒᆞᄂᆞ니
至정極끅하므ᅀᅴ여우니믈인자과즉재
믈도싯고바볼ᄡᅮᄎᆞ리時씽急급ᄒᆞ야藥
약아업거든生ᄉᆡᆼ파ᄒᆡᆫᄃᆡ조ᄎᆞᄂᆞᆯ하거나
적거나니기ᄀᆞ라몬저현ᄣᅢ해브틴後ᅘᅮᇢ
에藥약ᄋᆞᆯ머그라믈인사ᄅᆞ미머릿뎡바
깃가온ᄃᆡᄒᆞᆫ블근터러기잇거든즉재ᄲᆞᆯ
리ᄲᅡ혀ᄇᆞ리면藥약머곤效ᅘᅭᇢ驗엄이현
ᄒᆞᄂᆞ니ᄲᆞᆯ리斑반猫ᄆᆞᇢ닐굽나ᄎᆞᆯ머리와
발와ᄂᆞᆯ개와아ᅀᆞᄇᆞ리고봇아ᄀᆞᄂᆞᆫᄀᆞᆯ이와
ᄃᆞ외에ᄒᆞ야ᄃᆞᄉᆞᆫ수레프러머그면그毒
독氣킝ㅣ小ᄉᆖ便뼌아래조차나ᄂᆞ나뎌러

온桶통애ᄆᆞᆯᄀᆞᆫ므를담고病뼝人신으로
그어긔小숑便뼌ᄋᆞᆯ누위나잘만두면小숑
便뼌ㅅ가온ᄃᆡ흐린氣킝分분이얼의유
ᄃᆡ가히ᄀᆞᆯᄀᆞᆫ거든보면毒독氣킝ᄒᆞ마나
고가히양ᄌᆞᄅᆞᆯ보디몸거든모로매ᄂᆞᆯ큐
져글머거ᅀᅡᄒᆞ리라大땡小숑便뼌이다
구더뵈디아니커든火황麻망ᄅᆞᆯᄉᆞ로ᄃᆡ
氣킝分분잇게ᄒᆞ야沒몯藥약ㅅᄀᆞᄅᆞ와
차져고매조쳐ᄃᆞᄉᆞᆫ수레프러머그면又
그毒독氣킝ᄅᆞᆯ혀죽재ᄂᆞ리ᄂᆞ나라
方急用斑猫七箇去頭足翅爲末夏閒早
豉四十九粒去皮滴水研爲膏和斑猫末
爲丸如桐子大盡作一服盡下餘依前法

如未見狗形亦須服至七次乃獲全安ᄯᅩ ᄡᆞᆯ
·리 斑반猫묭 닐굽 나ᄎᆞᆯ 머·리와 발와 ᄂᆞᆯ개 아·ᅀᅡ ᄇᆞ·리·고 ·ᄀᆞᄅᆞ ᄆᆡᇰ·ᄀᆞ·라 녀豉젼국·와 마ᅀᆞᆫ
아홉 나ᄎᆞᆯ 거플 :앗·고 믈 ᄎᆞ들·여 ·ᄀᆞ라 끌 ᄆᆡᇰ·ᄀᆞ·라 斑반猫묭·ㅅ ·ᄀᆞᄅᆞ 섯·거 丸ᅘᅪᆫ ᄆᆡᇰ·ᄀᆞ로
·ᄃᆡ 梧옹桐통子ᄌᆞᆼ 만ᄒᆞ·야 :다ᄒᆞᆫ 服뽁ᄋᆞᆯ ᄆᆡᇰ·ᄀᆞ라 :ᄯᅡ 먹·고 녀ᄂᆞᆺ :일·ᄀᆞᆫ :ᄋᆞ릿 法·법·ᄀᆞ티 ᄒᆞ
·ᄃᆡ 가·히 양ᄌᆞ·ᄅᆞᆯ 보·디 몯ᄒᆞ·거든 ᄯᅩ 모·로·매 닐굽 져글 머·거·ᅀᅡ 便뼌安한ᄒᆞ·리·라 又
方用生麻油研豆豉爲膏彈子大常常揩
拭所咬傷處却擗開看鼓丸內若有狗毛
茸茸此毒已出更揩至無茸毛方痊可ᄯᅩ 生

생麻망油윰에 煎젼구 ᄀᆞᆯ ᄀᆞ라 ᄀᆞᆯ밍ᄀᆞ로ᄃᆡ ᄆᆞᆫᄌᆞᆺ킈 만ᄒᆞ야 ᄃᆡᆼ상ᄇᆞᆫ ᄲᅥ해 ᄡᅮ처 ᄉᆞᆺ고 ᄆᆡ

혀 젼국 丸환 ᄇᆞᆯ보ᄃᆡ 가히 터리 솜소미 이시면 毒독氣킝 ᄒᆞ마 나ᄂᆞ니 젼구ᄀᆞ로

ᄡᅮ추ᄃᆡ 솜솜ᄒᆞᆫ 터리 업도록 ᄒᆞ야 ᄡᅡ ᄌᆞᆫᄂᆞ니라 又亦用艾於傷處

炙一百壯日過得安終身禁食狗肉若食

蠶蛹此毒亦發不可救療三年之內亦須

忌食一切毒物及房事勞倦常食杏仁以

去其毒 ᄯᅩ ᄡᅮ그로 헌ᄯᅥ해 一힗 百빅壯장ᄋᆞᆯ ᄲᅧ ᄒᆞᆯ라 디나사 便뼌安한ᄒᆞ라

니 모미 ᄆᆞᆺᄃᆞ록 가히고기ᄅᆞᆯ 먹디 말라 ᄒᆞ다가 누엣 본도기ᄅᆞᆯ 머그면 이 毒독氣킝

ᄯᅩ 發벓ᄒᆞ·야 고티디 몯ᄒᆞᄂᆞ니 三삼年년 肉ᅀᅲᆨ·에 ᄯᅩ 모·로·매 믈·읫 有ᅌᅮᇢ毒똑ᄒᆞᆫ 것 머·굼·과 房빵事ᄊᆞᆼ·잇 부·ᄅᆞᆯ 조심ᄒᆞ·고 당샹 ·술 ·ᄎᆞ ᄌᆞ·ᄉᆞ·ᄅᆞᆯ 머·거 그 毒똑氣킝·ᄅᆞᆯ 업·게 ᄒᆞ·라

衛生易簡方治蛇犬及狂狗咬用蚯蚓糞和鹽研傳神效 ·비얌·과 가·히·와 ·미친 가·히 믄 ᄃᆡᆯ 고·툐·ᄃᆡ 것·위 ᄯᅩᇰ·ᄋᆞᆯ 소곰 섯·거 ᄀᆞ·라 브·티·면 至징極끅效ᅘᅭ ᄒᆞ·ᄂᆞ·니·라

經驗秘方治犬傷 天南星 防風右等分 爲細末乾貼立效 가·히 믄 ᄃᆡᆯ 고·툐·ᄃᆡ 天텬南남星셩·과 防빵風봉·ᄋᆞᆯ ᄀᆞᆮ·게 ᄂᆞᆫ·호·아 ·ᄀᆞᄂᆞᆯ·에 ·ᄀᆞᄅᆞ ᄆᆡᇰ·ᄀᆞ·라 ᄆᆞᄅᆞ ·ᄂᆞᆯ 브·티·면 ·즉재 ·됻ᄂᆞ·니·라 又方治

風狗咬 桃核半介 野人乾 即人糞也 塡滿以榆
皮盖定掩於傷處用艾於桃核上灸十四
炷卽愈永不發 ᄯᅩ미친가히 믄ᄃᆞᆯ 고튜디 복셩홧ᄌᆞᅀᆞ 半반 낫과 사
ᄅᆞᄆᆡ ᄆᆞᄅᆞᆫ ᄯᅩᆼᄋᆞᆯ ᄀᆞᄃᆞ기 몃구고 ᄂᆞ릅나못 거츠로 더퍼 헌ᄃᆞᆯ ᄀᆞ리오 ᄡᅮ그로 복셩
홧ᄌᆞᅀᆞᆺ 우흘 열네 붓글 ᄯᅳ면 즉재 됴하니ᄅᆞ리 發벓티 아니ᄒᆞᄂᆞ니라

治諸蟲傷第三十三

聖惠方凡中蛇不應言蛇皆言蟲及地索勿
正言其名也 믈읏 ᄇᆡ얌 믈여든 ᄇᆡ야미라 니ᄅᆞ디 아니ᄒᆞ고 다 벌에와

ᄡᅥ혯노히라 날이 제 일후믈 正졍히 ᄒᆞ니ᄅᆞ디 말라

治蛇螫疼痛

合口椒 二兩 蒼耳苗 五兩 生薑汁 二合 硫黃 半兩 右

相和爛擣傳螫處良 비얌소아 알ᄑᆞᆫ 딜二 듀ᄃᆡ 입마고믄 젼좌

두兩량과 됫고마릿옴 닷兩량과 生싱薑 강汁집 두홉과 硫류黃황 半반兩량올 섯

거 니기 ᄃᆡ허 손ᄡᅥ해 브튜마 됴ᄒᆞ니라

又方

地龍 五枚 蜈蚣

一枚 端午日 收赤足者

右相和爛擣傳被螫處 ᄯᅩ 것위 다

ᄉᆞᆺ낫과 지네 ᄒᆞᆫ나치 수릿나래 발 블그니 로 자밧던 거슬 섯거 니기 디하 쉰ᄡᅥ해 브

티라

又方

麝香 研細 雄黃 研細 半夏末生用 各

分 右都研令勻傳之卽愈 또 麝썅香향 ᄀᆞᄂᆞ리 ᄀᆞ로니와 雄ᅘᅮᇰ黃ᅘᅪᇰ ᄀᆞᄂᆞ리 ᄀᆞ로니와 半반夏ᅘᅡᆼㅅ 골올 生셩ᄒᆞ닐 ᄡᅮᄃᆡ 各각 ᄒᆞᆫ 分분곰 ᄒᆞ야 뫼화 ᄀᆞ라 고ᄅᆞ게 ᄒᆞ야 브텨면 즉재 됸ᄂᆞ니라

又方 白礬 甘草生用 各一兩 右擣細羅爲散 如蛇螫著之 時心頭熱躁 眼前黯黑 用新汲水服一錢 卽止 如有些小腫氣 用白礬鹽漿水萵苣根煎三五沸淋之卽除 또 白ᄈᆡᆨ礬뻔과 甘감草ᅔᅩᇢᄅᆞᆯ 生셩ᄒᆞ닐 ᄡᅮᄃᆡ 各각 ᄒᆞᆫ 兩량곰 ᄒᆞ야 디허 ᄀᆞᄂᆞ리 처 散산 ᄆᆡᇰᄀᆞ라 ᄇᆡ얌 쇤 ᄃᆡ ᄆᆞᅀᆞ미 덥달오

누니가마이드외거든곳기ᄅᆞᆫ므레ᄒᆞᆫ도놀ᄠᅳ러머그면즉재곳ᄂᆞ니리ᄒᆞ다가자가
브ᅀᅳᆫ氣킝分분이잇기든白ᄈᆡᆨ礬뻔과소곰과漿쟝水쉉와부룻블휘ᄅᆞᆯ써다ᄉᆞᆺ소
소믈글혀시ᄉᆞ면즉재ᄂᆞᆺᄂᆞ니라 又方取獨顆蒜薄切安
蠶處以艾炷安在其上灸令熱徹卽愈 ᄯᅩᄒᆞᆫ
알힌마ᄂᆞᄅᆞᆯ열이베혀ᄉᆡᆫᄧᅡ해노코ᄡᅮᆨ븟글ᄀᆞ우ᄒᆞ노하ᄯᅥ더운氣킝分분이ᄉᆞᄆᆞᆺ
게ᄒᆞ면즉재됸ᄂᆞ니라 又方用桑樹白汁塗瘡上日
三四度塗之根白皮汁治蜈蚣咬 ᄯᅩᄲᅩᆼ남긧힌汁
즙을내야헌ᄃᆡᄇᆞᆯ로ᄃᆡᄒᆞᄅᆞ서너적곰ᄇᆞᄅᆞ라블휫힌거츳ᄧᅡ집은지네믄ᄃᆡ고ᄐᆡ

ᄂᆞ니라

又方苦葫蘆根爛擣封瘡口上立差 ᄯᅩ ᄡᅳᆫ박 불휘ᄅᆞᆯ 니기 ᄶᅵ허 헌 우희 ᄡᅡ 두면 즉재 됸ᄂᆞ니라

又方取雞子打破頭作孔合著螫處遶巡雞子黑又換以差爲度 ᄯᅩ ᄃᆞᆯᄀᆡ 앐 그틀 허러 굼글 지ᅀᅥ 손 ᄯᅡ해 맛게 노하 머므러 알히 검거든 ᄯᅩ ᄀᆞ로ᄃᆡ 됴ᄒᆞ물 그ᅀᅳᆷ 사마 ᄒᆞ라

又方猪脂和鹿角灰塗之卽愈 ᄯᅩ 도ᄐᆡ 기르메 사ᄉᆞ미 ᄲᅳᆯ ᄉᆞ론 ᄌᆡ 섯거 ᄇᆞᄅᆞ면 즉재 됸ᄂᆞ니라

又方用梳頭梳中垢封之差 ᄯᅩ 머리 비ᅀᅳᆫ 바솃 ᄣᅥ로 ᄡᅡ 두면 됸ᄂᆞ니라

又方治蝮蛇螫 豉四兩 椒去目 熏陸

香白礬各三兩燒灰 右相和爛擣以唾調傅

被咬處 또毒독蛇쌍신 될고류뎌젼국녁 兩량과 川쳔椒죵 눈아소니와 薰

훈陸륙香향과 白ᄈᆡᆨ礬뻔과 各각 석 兩량ᄋᆞᆯ ᄉᆞ라 섯거 니기 ᄶᅵ허 추므로 ᄆᆞ라 믈인

ᄯᅡ해 브티라

又方 生椒三兩去目 好豉四兩 右以唾和

擣令爛熟用傅傷處須臾即差 또生싱ᄒᆞᆫ 川쳔椒죵

석 兩량 눈 아소니와 됴ᄒᆞᆫ 젼국 녁 兩량ᄋᆞᆯ 추므로 섯거 닉게 디허 헌ᄃᆡ 브티면 즉재

됸ᄂᆞ니라

又方 鹽二斤以水六升煮十沸溫溫

浸之冷卽再煖 또 소곰 두 斤근을 믈 엿 되로 여라ᄆᆞᆫ 소소ᄆᆞᆯ 글혀 ᄃᆞ

시ᄒᆞ야 ᄌᆞᆷ가 슈ᄃᆡ 초거든 다시 더이라 又方用猪耳垢著瘡中牛耳垢亦可 또 도ᄐᆡ 귀옛 ᄣᅵ를 헌 ᄃᆡ 녀ᄒᆞ라 쇼 귀옛 ᄣᅵ도 됴ᄒᆞ니라

又方治蜈蚣咬 膩粉一分生薑汁調塗咬處立效 또 지네 믄 ᄃᆞᆯ 고ᄅᆞᄃᆡ 됴ᄒᆞᆫ 粉분 ᄒᆞᆫ 分분올 生ᄉᆡᆼ薑강汁집에 ᄆᆞ라 든 ᄡᅥ해 브티면 ᄌᆞᆨ재 됻ᄂᆞ니라

又方 胡葱一握擣如泥椒一合 右以水煮椒汁洗之後封胡葱泥於咬處卽差 또 ᄌᆞ葱총 ᄒᆞᆫ 우후믈 즌 ᄒᆞᆰ ᄀᆞᆮ게 디코 川쳔椒숑 ᄒᆞᆫ 호ᄇᆞᆯ 므레 글혀 시슨 後ᅘᅮᇢ에 ᄌᆞ葱총 니근 거ᅀᅳᆯ 믄 ᄡᅥ해 브티면 ᄌᆞᆨ재 됻ᄂᆞ니라

又方取蝸

牛捺取汁滴入咬處須臾自差 또 쇼파니롤 늘ᄂᆞ 汁 집내야 믄 싸해 ᄎᆞᆺ들 아면 주제 ᄒᆞᆫᄂᆞ니라 又方以雄雞冠血塗之立效 또 수ᄐᆞᆰ기 벼셋 피롤 ᄇᆞᄅᆞ면 즉재 ᄒᆞᆫᄂᆞ니라 又方治蜘蛛咬徧身生絲羊乳一味飮之 또 거믜 므라 모매 기ᄃᆞ기 시리 니거든 고됴티 羊양이 져즐 ᄒᆞᆫ져글 마시면 ᄒᆞᆫᄂᆞ니라 又方治蜘蛛咬徧身成瘡以上好春酒徑意飮之取醉使人翻轉身勿令一向臥恐酒毒腐人膓斯須蜘蛛皃於瘡中小如粟米

自出盡卽差 또 거믜 므러 모매 ᄀᆞᄃᆞ기 헐
이 ·든 고 ·툐 ·ᄃᆞ ·즉재 ·튼ᄂᆞ ·니 ·됴
ᄒᆞᆫ 믌수를 ᄆᆞ숨조초 머거 醉ᄌᆔᇰ커·든 사ᄅᆞ
ᄆᆞ·로 내 ·모·몰 드위 힐훠 ᄒᆞ녀 ·고·로 누·왯 ·다
아니케 ᄒᆞᆯ디니 수읈 毒독氣킝 이 사ᄅᆞ·미
·창ᄌᆞ ·ᄅᆞᆯ 석게 ᄒᆞᆯ·가 저헤니 아니 한 ·덛 ᄒᆞ·고
·거믜 삿기 힌 듸 서 하 곤 조ᄡᆞᆯ ᄭᅳᆫ ᄒᆞ
·니 ·졀·로 다 ·나·면 ·즉재 ·튼·ᄂᆞ 나·리 又方以
青葱葉一莖去尖頭作孔子以地龍一枚
置葱葉中緊揑兩頭勿令通氣搖動之候
化爲水塗所咬處便差神驗 또 팟닙 ᄒᆞᆫ·나
촐 ᄲᅩ·롤 ᄒᆞᆫ 근
·왓고 구무 지써 것위 ᄒᆞᆫ·나 촐 팟닙 소배 녀
·코 ·두 그 ·를 구·ᄃᆞ 차 ·바 氣킝 分분 ·이 通통 ·티

ᄆᆞᆯ게ᄒᆞ야ᄒᆞᄂᆞ로ᄃᆡ믈ᄃᆞ외요ᄆᆞᆯ기 又方
ᄃᆞ려믄ᄃᆡᄇᆞᄅᆞ면즉재됴ᄂᆞ니라
嚼薤白傅之立效 ᄯᅩ염규ᄒᆡᆫ밀시버브타면즉재됴ᄂᆞ니라 又
方治蝎螫以猪脂塗之 ᄯᅩ蝎螫ᄉᆞᆫᄇᆞᆯ·고류ᄃᆡ도ᄐᆡ기르믈ᄇᆞ
ᄅᆞ라 又方以石榴葉及皮爛擣炒令熱封上
冷即換之 ᄯᅩ石ᄡᅥ榴륭ㅅ닙과거츨니기디허봇가덥게ᄒᆞ야그우희브
티고ᄎᆞ거든ᄀᆞᆯ라 又方以井底泥塗溫則易之 ᄯᅩ우
믌미틧ᄒᆞᆯᄀᆞᆯᄇᆞᆯ로ᄃᆡᄃᆞᆺ거든ᄀᆞᆯ라 又方治蜂螫 蜜五合 蠟
二兩 猪脂五合 右和煎稍稍食之 ᄯᅩ벌ᄉᆞᆫᄃᆡ고류ᄃᆡᄲᅮᆯᄆᆞᆺ흡

과밀두兩량과도틔기름ᄒᆞᆫ 호ᄇᆞᆯ섯거글혀직직머그라 又方燒牛糞
灰細硏以醋調塗之 ᄯᅩ쇠ᄯᅩᇰᄉᆞ론ᄌᆡᄅᆞᆯᄀᆞ ᄂᆞ리ᄀᆞ라醋총애므
라ᄇᆞ ᄅᆞ라 又方嚼鹽塗之 ᄯᅩ소고ᄆᆞᆯ시 버ᄇᆞᄅᆞ라
本草治蛇咬苦苣莖葉擣傅 ᄇᆡ얌믄ᄃᆡ고뉴 다ᄡᆞᆫ부룻대와
니플찌허 ᄇᆞ티라
千金方治因熱逐涼睡熟有蛇入口中挽不
出以刀破蛇尾內生椒三兩枚裹著須臾
即出 더우믈因힌ᄒᆞ야서늘ᄒᆞᆫᄃᆡ조차니 기ᄌᆞ오다가ᄇᆡ야미입언해드러긋

어도나디아니ᄒᆞ거든고듀티ᄀᆞᆮᄒᆞᆫ료비
야미ᄉᆡ라ᄅᆞᆯᄠᆞ고生싱ᄒᆞᆫ川쳔椒졓서ᄯᅥ
나촐녀코ᄲᅡ두면아니
ᄒᆞᆫ더뎨주재나ᄂᆞ니라 又方艾炙蛇尾即
出若無艾以刀周匝割蛇尾截令皮斷乃
將皮倒脫即出 또ᄇᆞᆨ구로비야ᄆᆡᄭᅩ리ᄅᆞᆯ
ᄡᅥ면주재나ᄂᆞ나ᄒᆞ다가
브리업거든갈ᄒᆞ로비야미ᄭᅩ리ᄅᆞᆯ혓도
로버혀가ᄎᆡ그처다게ᄒᆞ고가촐자바갓
ᄀᆞ로밧기면주
재나ᄂᆞ니라 又方治蛇入人口幷七孔
中割母猪尾頭瀝血著口中即出 또비야
미사ᄅᆞ
미입과ᄇᆞᆯ굽곰기들어든고듀ᄃᆡ어시도
ᄇᆡᄭᅩ릿그틀버혀ᄎᆞᆺ든ᄂᆞᆫ피ᄅᆞᆯ아베녀ᄒᆞ

면 즉재 나ᄂᆞ니라 又方治卒爲蛇繞不解以熱湯

淋之無湯令人尿之 ᄯᅩ 가ᄀᆞ기 비야미 가마 프커 아나ᄒᆞ거든

고튜ᄃᆡ 더ᄋᆞᆫ 믈로 시스러 더ᄋᆞᆫ 믈 입거든 사ᄅᆞᄆᆞ로 오조ᄆᆞᆯ 뉘라 又方治

蛇囓人屎厚塗帛裹即消 ᄯᅩ 비얌 믄 블고 토ᄃᆡ 사ᄅᆞ미 ᄯᅩᆼ

ᄋᆞᆯ 돋거이 ᄇᆞᄅᆞ고 기브로 ᄡᆞ두면 즉재 ᅀᆞᄂᆞ니라 又方治蛇毒消

蠟注瘡上不差更消注之 ᄯᅩ 비야미 毒독ᄋᆞᆫ 고토ᄃᆡ 미ᄅᆞᆯ

노겨 ᄒᆞᆫᄃᆡ 브ᅀᅮᄃᆡ 됴티 아니커든 다시 노겨 브ᅀᅳ라 又方生麻楮葉

合擣以水絞去滓漬之 ᄯᅩ 生ᄉᆡᆼ삼라 닥니플 뫼화 디하 믈조

쳐ᄡᅧ좃의앗 고ᄌᆞᄆᆞ라 又方令婦人尿瘡上 또 겨지 브로·헌

ᄃᆡ오좀 ·몰샤라 又方雄黃爲末傅上日一易 또 雄 웅黃

황ᄋᆞᆯ ᄀᆞᄅᆞ 밍ᄀᆞ라 우희 브 툐ᄃᆡ ᄒᆞᄅᆞ ᄒᆞᆫ 적곰 ᄀᆞᆯ라 又方治蛇螫人

瘡已愈餘毒在肉中淫淫痛痒 大蒜

小蒜各一升 右二味合擣以熱湯淋以汁灌

瘡大良 또 비얌 손 사ᄅᆞ·ᄆᆡ 헌ᄃᆡ ᄒᆞ마 됴코 나ᄆᆞᆫ 毒독氣킝 ·ᄉᆞᆯᄉᆞ·ᅀᅵ예 아·ᄡᅧ금

곰히 알ᄑᆞ고 ᄇᆞ람거든 고툐ᄃᆡ 굴근 마ᄂᆞᆯ 와 도야 마ᄂᆞᆯ 各각 ᄒᆞᆫ ·되ᄅᆞᆯ 뫼화 디허 더운

믈로 싯고 汁집을 헌ᄃᆡ 저져 ·면 ·가장 ·됴ᄒᆞ니·라 又方治衆蛇螫炙

上三七壯無灸以火頭稱瘡孔大小爲之 또 뭀 비얌 손톱고 됴ᄃᆡ 우희 세 닐굽 붓글 쓰라 ᄲᅡ기 입거든 브를 현 금 과 크며 져고 매마초ᄒᆞ야 ᄢᅵ라

經驗秘方蜈蚣蝎傷用胡椒蒜薑皆可研碎擦 지네와 蝎헐의 헐인 ᄃᆡ 胡호 椒쵸와 마ᄂᆞᆯ와 生ᄉᆡᆼ 薑강과ᄅᆞᆯ 다 ᄀᆞ라 ᄇᆞᅀᆞ아 쎄븨라

經驗良方治蜈蚣諸毒虫傷麻油點燈於瘡口上對瘡口熏登時愈 지네와 여러 가짓 毒독ᄒᆞᆫ 벌에 헐인

믈고 類ᄃᆡ 현우회춤기르믈브레처ᇝ더 오현ᄃᆡ 마ᄍᆞ이 ᄡᅬ면 주게 ᄃᆞᆯ ᄂᆞ니라 又

方蜘蛛咬用雄黃末傅藍汁尤佳 ᄯᅩ 거믜 므러든

雄ᅘᅲᇰ黃ᅘᅪᇰㅅ ᄀᆞᄅᆞᆯ 브티라 족汁집이 더옥 됴ᄒᆞ니라

葛氏肘後方治蛇蠍螫服小蒜汁滓傅上又

治蝮蛇螫 비얌과 蠍헗의 손ᄃᆡ 고됴ᄒᆞ되 야 마ᄂᆞᆯ 먹고 汁즙과 ᄌᆞᅀᅴ와ᄅᆞᆯ

우희 브티라 ᄯᅩ 毒독蛇 ᄊᆞᆼ손 ᄃᆞᆯ고 티ᄂᆞ니라 又方熟搗蓼取汁

服之 ᄯᅩ 아오ᄅᆞᆯ 니기 디허 汁즙을 ᄂᆡ야 마그라

孕婦逆生第三十四 附難産

經驗良方其證孕婦欲産時遇腹痛不肯舒

伸行動多是曲腰眠卧忍痛其兒在腹中

不得轉動故脚先出謂之逆生須臾不救

子母俱亡用槐子二七粒新汲井花水呑

下 이 病뼝 證징은 아·기 빈 겨지·비 나호려 ᄒᆞᆯ 저긔 ·비 알ᄑᆞ 펴·디 몯ᄒᆞ:며 ·돈닐 ᄶᅢ 당

샹해 허릴 고·피·며 조·올어·나 ·눕거·나 ·ᄒᆞ야 알ᄑᆞ ·몯 ·ᄎᆞᄆᆞ·며 그·아·기 ·빗 ·소·배 ·이·셔 ·도·다 :몯

ᄒᆞᆯ·ᄊᆡ 히 뒤 몬저 나ᄂᆞ·니 ᄀᆞ·로·ᄃᆡ 거스·리 남 ᄂᆞ·다 ·ᄒᆞ ᄂᆞ·니 ᄌᆞᇝ간 ᄉᆞ·ᅀᅵ·ᄅᆞᆯ 救궁·티 아·니 ᄒᆞ

면 子:ᄌᆞᆼ 息식·과 ·어미 ·왜 :다 죽ᄂᆞ·니 槐ᅘᅬᆼ花 ᅘᅪᆼ·ᄡᅵ :두닐·굽 :낫·ᄎᆞᆯ ᄀᆞᆺ 가·론 우믌 가·온 ·뵈 ·ᄆᆞ

례숨기라 無槐子用小絹針於小兒脚心刺三五
刺急用盐少許塗脚心刺處即時順生子
母俱活用稍尖刺脚心尤妙 槐ᅘᅬᆼ花ᅘᅪᆼᄡᅵ 업거든 깁 오
ᄅᆞᆯ 쟉게 비븨여 바ᄂᆞᆯ ᄀᆞ티 ᄒᆞ야 아ᄀᆡ 밠바ᄃᆞᆼ 가온ᄃᆡ 사너 ᄀᆞᆫ글 다ᄅᆞ고 ᄇᆞᆯ라 소고ᄆᆞᆯ
져고매 밠바ᄃᆞᆼ 디론 ᄯᅡ해 ᄇᆞᄅᆞ면 즉재 順쓘ᄒᆞ나 子ᄌᆞᆼ息식과 어마ᄆᆡ 다 사ᄂᆞ니라
볏기 수라ᄀᆡ로 밠바ᄃᆞᆼ ᄃᆞᆯ오미 더욱 됴ᄒᆞ니라 又方治橫逆生手
足先出用兎絲子或車前子末酒調服二
錢 ᄯᅩ 빗기 거스리 나ᄒᆞ 손ᄇᆞ리 몬져 나닐 고툐ᄃᆡ 兎퉁絲ᄉᆞᆼ子ᄌᆞᆼㅣ 이나 車챵前

[illegible]子ᄌᆞᆼㅅ 골올수매 프러 ᄯᅮᄯᅩ 놀마 그라 又方取其父名書兒

足下即順生 ᄯᅩ 제 아비 일후믈 아기 발바ᄃᆞᆼ애 스면 즉재 順産ᄒᆞ나ᄂᆞ

니라 又方治母已死子不出者水銀如彈子

大幹開口灌之扶令坐食頃又扶令倚立

子即出 ᄯᅩ 어미 ᄒᆞ마 주거 子ᄌᆞᆼ息ᄉᆡᆨ이 아나 나릴 곰토ᄃᆡ 水ᄉᆔ銀ᅌᅳᆫᄋᆞᆯ ᄒᆞᆫ잣

ᄏᆡ만ᄒᆞ야 이블 글희혀 븟고 븓드러 안처 고 밥 머글 ᄣᅢ만ᄒᆞ야 ᄯᅩ 븓드러 지여 셔 재

ᄒᆞ면 子ᄌᆞᆼ息ᄉᆡᆨ이 즉재 나ᄂᆞ니라 又方龍蛻散治橫生逆

産蛇蛻鑵子內盛泥固濟燒存性右細末

每服二錢楡白皮煎湯調下凡產不順手
足先見者溫酒下一錢匕仍用傅兒手足
卽順又治吹乳衛生易簡面東酒服·ᄯᅩ龍룡蛻
쉥散산은 빗기 나·ᄲᅧ 거·스·리 난ᄂᆞ닐·고·티
누·니·ᄇᆡ야 ·믜히 우·를 湯탕鑵관 안·해 녀·코
소곰과 ᄒᆞᆰ과로 구디 볼·라 ·ᄉᆞ로·ᄃᆡ 氣킝分
분·이 잇게·ᄒᆞ·야 ·ᄀᆡ ᄂᆞ·리 ᄇᆞᇫ·아 ᄒᆞᆫ 服·뽁·애 :두
돈 곰 ᄒᆞ·야 ᄂᆞ름·ᄂᆞ 모·헌 것 글ᄒᆞᆫ 므·레 프·러
·며 ·그·라 大·땡凡뻠 ᄒᆞᆫ ·ᄣᅢ 產산兒싱ㅣ 順쓘
티 아·니 ᄒᆞ·야 ·손 ·바리 몬져 ·나 ᄂᆞ닌 ᄃᆞ 손쉬
·래 ᄒᆞᆫ ·돈 ·수·를 노·코 ·아기 ·손 ·바·래 브·티·면 ·즉
재顚뎐ᄒᆞ ᄂᆞ니·라 ·ᄯᅩ ·져·즐 :불어든 고:됴·티
衛윙生싱易·잉簡간·엔 東동:녀·그·로 向·향

ᄒᆞ·야 수·레 머·그·라 又方二神湯治橫逆生瘦胎又

治產前產後虛損月水不調崩中等疾

百草霜 香白芷 等分 右爲細末每服二錢

童子小便醋各少許調熱湯浸化服不過

二服神效 ·또 二ᅀᅵᆼ 神씬湯탕ᄋᆞᆫ 빗·그·며 거스리 나ᄒᆞ·며 여·윈 胎팅·ᄅᆞᆯ 고·티

ᄂᆞ니·라 ·또 產산前젼·과 產산後:ᅘᅮᇢ·에 虛허損:손

ᄒᆞ·야 月·웛水:싱ㅣ 고ᄅᆞ·디 아·니ᄒᆞ·며 崩봉

中듕 ·ᄃᆞᆺᄒᆞᆫ 病·뼝·올 고티ᄂᆞ니 百·ᄇᆡᆨ草:ᄎᆞᇢ霜

샹·과 香향白·ᄲᆡᆨ芷:징·ᄅᆞᆯ ·ᄀᆞᄐᆞ ᄂᆞᆫ·화 ·ᄀᆞᄂᆞᆫ ᄀᆞᆯ

ᄋᆞᆯ ᄆᆡᆼᄀᆞ라 ᄒᆞᆫ 服·뽁·에 :두 :돈 곰 ᄒᆞ·야 아ᄒᆡ 小

溲·숳便뼌·과 醋·총·와 各·각各·각 :적·적 ᄒᆞ·야 더

온므레 ᄠᅳ려 머고ᄃᆡ ᄯᅩ 服뽁에 又方橫倒
ᄡᅳᆷ다 아니ᄒᆞ야셔 ᄠᅳᆫᄂᆞ니라
生手足先出者 葵子二合 黃明膠 滑石
末 各一兩 右水一盞半煎至一盞去滓分作
二服 ᄯᅩ 빗그며 갓ᄀᆞ로 나하 손바리 몬저 나ᄂᆞ닌 아옥ᄡᅵ ᄒᆞᆫ 홉과 黃황明명膠
굥와 滑ᅘᅪᆯ石쎡 ᄀᆞᄅᆞ 各각 ᄒᆞᆫ 兩량ᄋᆞᆯ 믈 ᄒᆞᆫ 잔 半반ᄋᆞᆯ 달혀 ᄒᆞᆫ 자니 ᄃᆞ외어든 ᄌᆞᅀᅴ
앗고 ᄂᆞᆫ호아 두 적 머고라
聖惠方取夫十指爪甲各少許燒灰細研溫
酒調服之 샤옹ᄋᆡ 열가락 ᄭᅳᆺ 손토볼 各각 各각 적젹 버혀 ᄉᆞ라 ᄀᆞᄂᆞ리 ᄀᆞ

가ᄎ ᄒᆞᆫ 수레 ᄠᅳ러 머·그·라 又方 以朱書兒左足下作千

字右足下作里字手出者亦效 ᄯᅩ 朱즁砂상·로 ·아기

왼녁 ·발 아·래 千쳔字ᄍᆞᆼ를 스고 올ᄒᆞᆫ녁 발 아·래 里링字ᄍᆞᆼ·를 ·스·라 ·소나ᄉᆞᆺ·ᄂᆞ니도 ᄯᅩ

됴·ᄒᆞ니라 又方 治橫倒生胎夭腹中及衣不出

母氣欲絕 半夏 一兩湯洗七次去滑焙乾 白斂 一兩 右

擣羅爲散以炒生薑酒調下二錢立效 ᄯᅩ 빗

그·며 갓·ᄀᆞ로 나·며 胎틩ㅣ ·빗소ᄇᆡ·셔 주·그·며 胎틩衣힁 나·디 아·니ᄒᆞ·야 ·어미 氣킝分

분·이 그추력ᄒᆞ거든 고·됴·ᄃᆡ 半반夏ᅘᅣᆼ ᄒᆞᆫ 량·올 더·운 ·므·레 닐·굽 저·글 시·서 ᄆᆞᆺ믜·즌 것

업게ᄒᆞ야 브ᅀᅴ 몬오고 白ᄈᆡᆨ斂렴 ᄒᆞᆫ 兩량 과ᄅᆞᆯ 디허 처 散산 ᄆᆡᇰᄀᆞ라 봇ᄀᆞᆫ 生ᄉᆡᇰ薑강
과수레 두도ᄂᆞᆯ 프러 머그면 즉재 됸ᄂᆞ니라 又方治橫倒生手
足先出以牛屎塗母腹上卽便順生 ᄯᅩ 빗그며
갓ᄀᆞ로 나ᄒᆞ며 손바리 몬져 나닐 고튜ᄃᆡ 쇠ᄯᅩᇰᄋᆞᆯ 어믜 ᄇᆡ예 ᄇᆞᄅᆞ면 즉재 順쓘히 나
ᄂᆞ니라

衛生簡易方治橫生倒產原蠶子紙燒灰爲
末每服三錢米飲調下 빗기 나ᄒᆞ며 갓ᄀᆞ로 ᄂᆞᆫᄂᆞ블 고튜ᄃᆡ
누웨ᄢᅵ ᄉᆞᆫ 죠ᄒᆡᄅᆞᆯ ᄉᆞ라 ᄀᆞᄅᆞ ᄆᆡᇰᄀᆞ라 ᄒᆞᆫ 服뽁애 세 돈곰 ᄡᆞᆯ므레 프러 머그라

集驗方療逆產燒錢令赤納酒中飮之 거ᄉᆞ리나

ᄒᆞ릴 고툐ᄃᆡ 도ᄂᆞᆯ ᄉᆞ라 븕게 ᄒᆞ야 수레 녀허 마시라

衛生易簡方治難產用黃葵子炒七十粒研

爛酒調服卽下或爲末井花水調二錢匕

服如無子以根細切濃煎汁待冷服 어려이 난

ᄂᆞ닐 고튜ᄃᆡ 黃황葵꿩子ᄌᆞᆼᄅᆞᆯ 닐흔 나ᄎᆞᆯ 봇가 니가ᄀᆞ라 수레 프러 머그면 즉재 ᄂᆞ

리머 ᄀᆞᆯᄋᆞᆯ ᄆᆡᆼᄀᆞ라 우믌 가온ᄃᆡ 므레 두 돈 술만 프러 머고 ᄯᅩ ᄒᆞ다기 ᄲᅡ 업거든 블휘

ᄅᆞᆯ ᄀᆞᄂᆞ리 사ᄒᆞ라 디투 ᄃᆞᆯᄒᆞᆫ 汁집을 ᄎᆔ와 머그라

又方用牛糞中

大豆一枚擘作兩片一片書父一片書子却合以水吞之立産 ᄯᅩ 쇠ᄯᅳᆺ 가온ᄃᆡᆺ 콩 ᄒᆞᆫ 나ᄎᆞᆯ ᄢᅢ혀 두 ᄧᅡᄀᆞᆯ ᄆᆡᇰᄀᆞ리 ᄒᆞᆫ ᄧᅡᆨ앤 아비ᄅᆞᆯ 스고 ᄒᆞᆫ ᄧᅡᆨ앤 子ᄌᆞᆼ息식ᄋᆞᆯ 서 도로 어울워 므레 ᄉᆞᆷ기면 즉재 난ᄂᆞ니라

又方弓弩弦縛腰及燒弩牙令赤納酒中飲之 ᄯᅩ 활와 弩노ᇰㅅ 시울로 허리ᄅᆞᆯ ᄆᆡ오 弩노ᇰㅅ 牙ᅌᅡᇰᄅᆞᆯ ᄉᆞ라 블개 ᄒᆡ야 수레 녀허 마시라

壽域神方治産難淸油四兩熬熟候冷令産婦服之後飲酒一呷如不會飲酒喫冷淸

粥二口 卽下 産산生ᄉᆡᆼ어려우닐 고툐ᄃᆡ 몸ᄀᆞᆫ 기름 석 兩량ᄋᆞᆯ 달혀 나

겨ᄌᆞᆺ게 ᄒᆞ야 産산生ᄉᆡᆼᄒᆞᄂᆞᆫ 겨지블 먹게 ᄒᆞᆫ 後 蜜에 술 ᄒᆞᆫ 먀구믈 마시야라 술 머구

믈 모ᄅᆞ거든 ᄎᆞᆫ믈ᄀᆞᆫ 粥쥭을 ᄒᆞᆫ 입만 마그면 ᄌᆞ재 ᄂᆞ리ᄂᆞ나라

千金方治産難或半生或胎衣不下或子死

腹中或着脊及坐草數日不産血氣上搶

母面無顔色氣欲絶者 淳酒二升 白蜜

成煎猪膏各一升 右三味合煎取二升分再

服不能再服可隨所能服之 産산生ᄉᆡᆼ어려우니뫼부

반만나커나 胎ᄐᆡᆼ衣ᅙᅴᆼ ᄂᆞ·리·디 아·니커나 子ᄌᆞᆼ息식、이 ·ᄇᆡᆺ :소·배·셔 죽거·나 듥몰·리븐

거나 거·저·긔 ·연쟈·여 ·러·카·ᄅᆞᆯ 나·텨·븐ᄒᆞ야 血ᅘᅧᇙ氣킝·우·ᄒᆞ:로 소아 ·어믜 ᄂᆞ·쳐 ·ᄡᅵ가·차

업서 氣킝分분·굿고 저ᄒᆞᆫ·릴 고·類 뎌 瀾·딱 酒:쥬ᇢ:두 되·와 ᄒᆞᆫ 뿔와 글혀 ᄆᆡᆼ기·ᄅᆞᆫ 도·틔 기

름 各·각 ᄒᆞᆫ·되·ᄅᆞᆯ 뫼·화 달·혀 :두·되 ᄃᆞ외·어든 ᄂᆞᆫ·화 :두 젹 ᄆᆡ·구·더 能능·히 :두 져·글 먹·디 ·몯

거·든 能능·히 ᄒᆞᆯ 양 ᄌᆞ·ᄅᆞᆯ 조·차 마·기라 又方 令夫唾婦口中二

七過立出 ᄯᅩ 사오이 개지븨 이베 :두 닐곱 져·글 ·ᄎᆞᆷ 바·ᄐᆞ면 ·즉자·히 ·나ᄂᆞ·니라

得效方灸法 治橫逆產諸藥不效 灸右脚小

趾尖頭三壯 艾炷如小麥大 下火立效 [illegible]ᄠᅳ

어ᄂᆞᆫ 法법에 빗그며 거스리 난ᄉ 날고 됴뎌
며가 쟈 藥약이 效효驗험이 업거든 올
ᄒᆞᆫ 히뭇 삿기 ᄇᆞᆯ가락 ᄡᆡ로 ᄌᆞᆫ 그를 새 붓글
ᄶᆞ리니 ᄲᆞᆨ 붓가 ᄆᆞᆯ킈 만ᄒᆞᆫ야 불브텨 변주
자히든
ᄀᆞ나라

胎衣不下惡血湊心第三十五

經驗良方其證心頭迷悶胎衣逆上衝心須
臾不治其母即亡 大附子一枚炮去皮臍爲末 乾
漆半兩爲末 已上用大黃爲末半兩酒醋熬乾
却前二味爲丸如梧桐子大每服三丸淡

酒湯呑下須臾又進二服胎衣立下此藥可預先合下爲妙婦人良方春五七丸

그 病뼝證징은 ᄆᆞᅀᆞ미 답갑고 胎ᄐᆡᆼ衣ᅙᅴᆼ 거스라 올아 ᄆᆞᅀᆞ매 다와텨ᄂᆞ니 아니한 더든 고티디 아니ᄒᆞ면 그 어미 죽제 죽ᄂᆞ니 大땡附뿡子ᄌᆞᆼ ᄒᆞᆫ 낫ᄋᆞᆯ 구워 겁질와 빗복과 아ᅀᅡ ᄀᆞᄅᆞ 밍ᄀᆞᆯ오 乾간漆첧 半반兩량ᄋᆞᆯ ᄀᆞᄅᆞ 밍ᄀᆞ라 大땡黃ᅘᅪᇰㅅ ᄀᆞᄅᆞ 半반兩량ᄋᆞᆯ 술와 醋총애 봇가 ᄆᆞᆯ오고 알ᄑᆞᆺ 두바짓 거슬 丸ᅘᅪᆫ 밍ᄀᆞ로ᄃᆡ 梧옹桐똥子ᄌᆞᆼ 만ᄒᆞ야 머근다마다 세 丸ᅘᅪᆫᄋᆞᆯ 淡땀ᄒᆞᆫ 술 다려 ᄉᆞᇝ기고 아니한 뎐 ᄒᆞ고 또 두 자글 머그면 胎ᄐᆡᆼ衣ᅙᅴᆼ 즉재 ᄂᆞ리ᄂᆞ니 이 藥약ᄋᆞᆫ 미리 몬져 ᄆᆡᇰᄀᆞ ᄃᆞ 됴ᄒᆞ니라 婦뿡人신良량方

방애 다혀 丸ᅘᅪᆫ올 ᄆᆡᇰᄀᆞ라 如無前藥用赤小豆一升炒

過用水三升煮取二升去豆取汁溫服其

胎衣立下 알ᄑᆞᆺ 藥약이 업거든 블근 ᄑᆞᆺ ᄒᆞᆫ 되ᄅᆞᆯ ᄇᆞᆺ가 믈 서 되ᄅᆞᆯ 달혀 두 되

ᄃᆞ외어든 ᄑᆞᆺ ᄎᆞ란 앗고 汁즙을 ᄃᆞ시 ᄒᆞ야 머그면 胎ᄐᆡᆼ衣ᅙᅴᆼ 즉재 나ᄂᆞ니라 又

無赤小豆用婦人自己手足指甲燒灰酒

調下須臾又進一服更令有力婦人抱起

將衍筒於心下趕下爲妙 ᄯᅩ 블근 ᄑᆞᆺ기 업거든 ᄒᆡ자븨 제

손밠 토ᄇᆞᆯ ᄉᆞ라 수레 프러 머교 아니한 뎐 ᄒᆞ야 ᄯᅩ ᄒᆞᆫ 잔 먹고 힘셴 겨지브로 아나 나

ᄀᆞᆯ완고 대롱ᄋᆞᆯ 가쪄셔 ᄂᆞᆫ 歛 아래구우 류마 五ᄒᆞ 나라 又方用産母

鞋底火炙熱熨小腹上下三次 ᄯᅩ 아기 ᄂᆞᄒᆞᆫ 어믜 신

챵ᄋᆞᆯ 블에 ᄶᅬ여 덥거든 ᄇᆡᆺ아 라 우흘 지죠ᄯᅡ 세 지글ᄒᆞ여 又方用五靈

脂揀去沙石及鐵屑之類二兩炒一兩生

爲細末每二錢小酒調下亦治惡血衝心

ᄯᅩ 五옹靈령脂징ᄅᆞᆯ 몰애와 돌콰 쇳 브스러기 ᄀᆞᆮᄒᆞᆫ 거슬 ᄀᆞᆯᄒᆞ야 ᄇᆞ리고 ᄒᆞᆫ 반ᄋᆞ란

봇고 ᄒᆞᆫ 반ᄋᆞ란 生ᄉᆡᇰᄒᆞ니 ᄀᆞᄂᆞ리 ᄀᆞᄅᆞ ᄆᆡᇰᄀᆞ라 두 돈곰 ᄶᅧ기 수렛 프러 머고라 ᄯᅩ 모

딘 피 ᄆᆞᅀᆞ매 다ᄃᆞ라 오ᄆᆞᆯ 고티ᄂᆞ니라 又方續斷水濃煮溫服

二攪郎下 또 모시ᄌᆞᄆᆞᆫ 므를 디투 달혀 ᄃᆞ시 주보ᅀᆞ롤 머그면 즉재 ᄂᆞ리
ᄂᆞ니라 又方血竭散治産後敗血衝心胸滿
上喘命在須臾宜服 眞血竭 如無紫礦代 没
藥右等分輕手細研頻篩再研取盡爲度
每服二錢用童便合小酒半大盞煎一沸
溫調下才産下一服上床良久再服其惡
血自循下行更不衝免生百疾 또 血ᅘᅧᇙ竭껴ᇙ散산ᄋᆞᆫ
産산後ᅘᅮᇢ에 아니 환ᄒᆞᆫ 피 ᄆᆞᅀᆞ매 다ᄃᆞᆯ어 가ᄉᆞ미 차 수믈 타 쉬ᄡᅧ 목수미 아니 한ᄉᆞ

ᅀᅵ예엿거든며구미엇당ᄒᆞ니젼엇血휧蝎헗와ᄒᆞ中가얍거든腫죵瘡챵올그갑

새ᄡᆞ라沒몷藥약과ᄀᆞ티ᄂᆞᆫ화소놀가비야아ᄃᆡᄂᆞ리ᄀᆞ라ᄌᆞ조처다사ᄀᆞ라엽슬

ᄀᆞ쟝ᄒᆞ야ᄒᆞᆫ脈ᄲᅮᆨ에두돈곰ᄒᆞ야아히오조몰조秫쓣기술半반큰잔올ᄒᆞᆫ소숨글

혀ᄀᆞᆺ거든프래긋나콕ᄒᆞᆫ번맥고상자리ᄒᆡ올아오라거돈다사며그변그모딘파

절로ᄂᆞ려다시다ᄐᆞᆯ오ᄅᆞᆯ아니ᄒᆞ야온가것病뼝아나며아나ᄒᆞᄂᆞ나ᄒᆞ

又方

治下胎或産後血上心已死用鬱金燒存

性爲末二錢釅醋一合灌之立活ᄯᅩ胎ᄐᆡᆼ를나거

나産산生ᄉᆡᆼᄒᆞᆫ後ᅘᅮᇢ에피ᄆᆞᅀᆞ매올아ᄒᆞ마주ᄀᆞ날고ᄐᆔ더鬱욿金금을ᅀᆞ로ᄃᆡ氣

·큥分분 잇게 ᄒᆞ야 ᄀᆞᄅᆞ 밍ᄀᆞ라 두도 놀미 온 醋총 ᄒᆞᆫ 호·ᄇᆡ ᄯᅳᆺ거 ᄡᅥ며 ·뎐 ᄌᆞ·ᄌᆞ 하·사·나 니라

聖惠方胞衣不出若腹滿則殺人取黑豆一合炒令熟入醋一小盞煎三五沸去滓分溫三服

胎ᄐᆡᆼ衣ᅙᅴᆼ 나디 아니ᄒᆞ야 ᄒᆞ다가 ᄇᆡ ·안히 ᄎᆞ면 ·사ᄅᆞ·ᄆᆞᆯ 주기ᄂᆞ니 거믄 콩 ᄒᆞᆫ 호·ᄇᆞᆯ 봇가 니·게 ᄒᆞ야 醋총 ᄒᆞᆫ 져근 자·내 녀·허 ·서·너 소·솜 글커든 ᄌᆞᆺ의 앗·고 ᄂᆞ화 ᄃᆞ시 ᄒᆞ·야 세 ᄢᅴᄅᆞᆯ 머·그라

又方 牛膝一兩 葵子一合

右擣碎以水一大盞半煎至一盞去滓分

溫二服効 ᄯᅩ 牛ᅌᅮᇢ膝싫 ᄒᆞᆫ 兩량ᄋᆞᆯ 옴밧고 이옥ᄢᅵ ᄒᆞᆫ 흡과 디허 븟아 믈 ᄒᆞᆫ
큰잔 半반ᄋᆞᆯ ᄒᆞᆫ자니 ᄃᆞ외에 글허 즈의 ᄭᅡ고 ᄂᆞᆫ화 ᄃᆞ시 ᄒᆞ야 두 저글 머그면 드ᄂᆞ니
라 又方葱白十莖并鬚以銅盆中熱水煮
之候冷熱得所令產婦就上坐以氣熏須
臾即下 ᄯᅩ 파 ᄒᆡᆫ 믿 열 줄기ᄅᆞᆯ 거웃 조처 구리 소라애 므레 글혀 시그며 파우
미 맛게 ᄒᆞ야 產산生ᄉᆡᇰᄒᆞᆫ 겨지블 그 우희 안쳐 氣킝分분ᄋᆞᆯ ᄡᅬ면 아니 한 더데 ᄂᆞ리
ᄂᆞ니라 又方治產後七日內惡血不散時時
衝心悶絕不識人 荷葉散方 荷葉二分延

胡索三分 右搗篩爲散水一大盞煎至六分去滓入生地黃汁二合更煎三兩沸不許時候分溫二服

또 產산後ᅘᅮᇢ 닐웻 날 內ᄂᆞᆡᆼ·예 얼딘 ·피 :흗·디 아·니ᄒᆞ·야 므리므리예 ᄃᆞᅀᆞ·매 다ᄃᆞᆯ어 ·ᄇᆡᆺ가 ·와ᄊᆞ·ᄅᆞ ᄆᆞᆯ 모·ᄅᆞᆫ 거·든 ·고·듀ᄯᅡ 蓮련·납 :두 分분·과 延연胡ᅘᅩᆼ索·ᄉᆡᆨ 세 分분ᄢᅵ ᄅᆞᆯ 디·허 ·처 散·산 ᄆᆡᆼ·ᄀᆞ·라 믈 ᄒᆞᆫ 큰 잔·ᄂᆞᆯ ·여ᄉᆞᆺ 分분·이 ᄃᆞ외·에 글·혀 즛의 앗·고 生ᄉᆡᆼ地ᄠᅵᆼ黃ᅘᅪᇰ汁집 두 호ᄇᆞᆯ 녀·허 ·다·사 서너 소ᄉᆞᆷ 글·혀 ·ᄢᅳᆯ ·혜·디 :말·오 ᄂᆞᆫ호·아 :ᄃᆞ시ᄒᆞ·야 :두 져·글 머·그·라

衛生易簡方治胎衣不下用雞子淸三介去

黃以好醋一合和之啜服卽下 胎ᄐᆡᆼ衣ᅙᅴᆼ ᄂᆞ·리·디 아
니ᄒᆞ거든 고류ᄠᅵ ᄃᆞᆯ긔 알 세 나ᄎᆞᆯ ᄆᆞᆯ·ᄀᆞᆫ 블 만ᄒᆞ고 누른 것 ᄡᅡ고 됴ᄒᆞᆫ 醋총 ᄒᆞᆫ 호블셔
게 마시면 즉자·히 ᄂᆞ리ᄂᆞ니라 又方令產婦自己髮尾入
於口中令嘔噦衣卽下 ᄯᅩ 產·산生ᄉᆡᇰᄒᆞᆫ 겨지·븨 제 마릿 ᄭᅩ·리
ᄅᆞᆯ 이베 녀허 ᄆᆞᆺ 통케 ᄒᆞ면 胎ᄐᆡᆼ衣ᅙᅴᆼ 즉자·히 ᄂᆞ·리ᄂᆞ니·라
廣濟方療胞衣不出取夫單衣蓋井上立出
千金方用夫內衣 胎ᄐᆡᆼ衣ᅙᅴᆼ 나·디 아니ᄒᆞᄂᆞ·닐 고·툐·ᄃᆡ 샤옹·ᄋᆡ ᄒᆞᆫ
옷·ᄋᆞ로 우믈 우희 더프면 즉자·히 나ᄂᆞ니·라 千쳔金금方방앤 샤옹·ᄋᆡ 솝·오ᄉᆞᆯ ᄡᅳ·라

延年方胞衣不出以洗兒水令產母飮半盞其衣便下勿令產婦知胎ᄐᆡᆼ衣힁 나디 아니커든 아기 사순 므를 나ᄒᆞᆫ 어미로 半반 자ᄂᆞᆯ 먹게 ᄒᆞ면 胎ᄐᆡᆼ衣힁 ᄌᆞ재 나ᄂᆞ니 産산生ᄉᆡᆼᄒᆞᆫ 겨지브로 알애 말라

千金方治胞衣不出小麥合小豆煮令濃飮其汁立出亦治橫逆生者胎ᄐᆡᆼ衣힁 나디 아니커든 ·교·듀 닉밀ᄒᆞᆯ ᄑᆞᆺ과 섯거 글혀 ᄐᆞᆫ개ᄒᆞ야 그 汁즙을 마시면 즉자히 나ᄂᆞ니 生 밧그며 거ᅀᅳ리 나ᄂᆞ닐 고티ᄂᆞ니라

又方產乳療胎衣不下紅花

丁兩水煮濃汁服亦治血暈心悶氣絶 또産산生싱ᄒᆞ고 胞ᄑᆞᇢ衣ᅙᅴᆼ ᄂᆞ리디 아니기든 고ᄒᆡ ᄃᆡ 紅ᅘᅩᇰ花ᅘᅪᆼ ᄒᆞᆫ 兩량ᄋᆞᆯ 므레 다 두 글혀 針짐을 미그라 또 피 흘려 어즐ᄒᆞ야 ᄆᆞᅀᆞ미 답갑고 氣킝分분이 긋ᄂᆞ닐 고티ᄂᆞ니라

又方羚羊角散治産後心悶是血氣上衝所致羚羊角一枚作灰下篩以東流水服方寸匕若未瘥須臾再服取差乃止亦治血暈 또 羚령羊양角각散산ᄋᆞᆫ 産산後ᅘᅮᇢ에 ᄆᆞᅀᆞ미 답가오닐 고티ᄂᆞ니 그ᄂᆞᆫ 血ᅘᅧᇙ氣킝 올아 다딜온 다시니 羚령羊양角각 ᄒᆞᆫ 나촐 지ᄃᆞ외에 ᄒᆞ야 차 東동

녀그로 흐ᄅᆞᄂᆞᆫ ·므·레 方방寸촌맛 수를 머·구·ᄃᆡ ᄒᆞ다·가 됴·티 몯거든 아·니 한·덛 ᄒᆞ·고 ·다·시 머거 됴커·ᅀᅡ 마·ᄅᆞᆯ디니 ·손 ·피 홀·려 어즐·홈·도 고·타·ᄂᆞ나·리 又方含釅醋潠面即愈 凡悶即潠之 ·ᄯᅩ ᄆᆡ온 醋·총를 머·구·머 ᄂᆞᄎᆡ ᄲᅮ므·면 즉재 됸ᄂᆞ·니 大땡凡뻠ᄒᆞᆫ·디 ·ᄃᆞᆹ가·와ᄒᆞ거든 ·즉자·히 ·ᄲᅮ므·라 又方取釅醋和産血如棗大服之 ·ᄯᅩ ᄆᆡ온 醋총를 ·아기 나·ᄒᆞᆫ ·피를 섯거 大땡棗좋ᅀ ·킈·만ᄒᆞ·닐 머·그·라

血暈第三十六

婦人良方血暈者産後氣血暴虛未得安靜

血隨氣上迷亂心神故眼前生花極甚者
令人悶絶不知人口噤神昏氣冷醫者不
識呼爲暗風若作此治之病必難愈但服
清魂散卽省清魂散 澤蘭葉 人參各一
分荊芥一兩川芎半兩右爲末用溫酒熱湯各
半盞調一錢急灌之下咽卽開眼氣定卽
醒 血혈暈운은 產산後후에 血혈氣긔 가
ᄀᆞ기 뷔여 잔ᄎᆞᄃᆞ 몯ᄒᆞ야 피 氣긔分분
조차 올아 ᄆᆞᅀᆞᄆᆞᆯ 어즐케 ᄒᆞᆯᄉᆡ 눈 벼ᄅᆞ기
나ᄂᆞ니 ᄀᆞ장 甚씸ᄒᆞ닌 닶가와 사ᄅᆞᄆᆞᆯ 모

ᄅᆞ고 어비 미 ᄌᆞᆽ고 精정神씬이 아독ᄒᆞ고
氣킝分분이 ᄎᆞᄂᆞ니 眩횡暈원어 몰라 暗
함風봉이라 ᄂᆞ리ᄂᆞ니 ᄒᆞ다가 이 양ᄌᆞ로
고티면 病뼝이 당다 어니 됴티 몯ᄒᆞ리나 오
직 清청魂혼散산을 머그면 즉재 ᄒᆡ ᄎᆞ리
라니 澤떡蘭란葉엽과 人신參솜과 各각
ᄒᆞᆫ分분 荊경芥갱 ᄒᆞᆫ兩량 川춴芎큥 半반
兩량과ᄅᆞᆯ ᄀᆞᄅᆞ 밍ᄀᆞ라 ᄃᆞᆺᄒᆞᆫ 수리어나 더
운 므리어나 各각 半반자내 ᄒᆞ도 ᄂᆞᆯ 프서
時씽急급히 브서 ᄃᆞ기ᄂᆞ리면 즉자히 누
늘ᄢᅥ 氣킝分분이 一힗定
뗭ᄒᆞ면 즉재 셰ᄂᆞ니라

又方 如覺暈即以醋噀面甦來飲醋仍少與解之
또 ᄒᆞ다가 어즐
ᄒᆞᆫ 주를 아라든 즉자히 醋총로 ᄂᆞᄎᆡ 쁨고
셰어든 醋총ᄅᆞᆯ 머규ᄃᆡ 저기 주어 고틸 만

ᄒᆞ라

又方以洗兒水飮三合良或惡血服必

許良 ᄯᅩ 아기 시슨 므를 세 호ᄇᆞᆯ 머규미 됴ᄒᆞ나 모딘 피를 ᄢᅧ기 머기도 됴ᄒᆞ니

라 又方半夏洗不以多少右爲末丸如大

豆納鼻中卽省亦療五絕迷悶 ᄯᅩ 半반夏ᅘᅡᆼᄅᆞᆯ 시수

ᄃᆡ 하거나 젹거나 ᄀᆞᆯᄋᆞᆯ ᄆᆡᇰᄀᆞ라 丸환이 콩 만 ᄒᆞ야 곳소배 녀ᄒᆞ면 즉재 ᄎᆞ리ᄂᆞ니 ᄯᅩ

五옹絕쭤ᇙ애 닶가와 호ᄆᆞᆯ 고티ᄂᆞ니라 又方治産後血暈用

舊漆器猛燒煙遍面熏之 ᄯᅩ 産산後ᅘᅮᇢ에 血ᅘᅰᇙ暈운ᄋᆞᆯ 고

튜ᄃᆡ 녯 漆칧ᄒᆞᆫ 器킝具꿍ᄅᆞᆯ ᄉᆞ외 ᄉᆞᄅᆞᆫ ᄂᆡ예 ᄂᆞᄎᆞᆯ 다 혀쇠라 又方韭菜

切入瓶中以米醋燒以紙密封瓶口勿
令泄氣以瓶嘴向產婦鼻熏之立醒 ·ᄯᅩ 韭궁菜
칭ㅅ·니·플 사ᄒᆞ·라 瓶뼝의 더코 醋총조·처
·블브·타·고 죠·ᄒᆞ·야·로 瓶뼝ㅅ·이·플ᄉᆞ·외 마·가
氣킝分분·이 ᄉᆞᄆᆞᆺ·디 ·이·니·게 ᄒᆞ·고 瓶뼝부
리·로 ·아기 나ᄒᆞᆫ ·어·마 고·해 다·혀 :쇠·면 ·즉자
히ᄭᆡᄂᆞ 나·라

聖惠方治產後血暈迷悶不醒面色青黑腹
內脹滿氣息欲絕赤馬通散 赤馬通 五枚
焙乾 生地黃 一兩切炒乾 右擣細末每服一錢不

許時候以生薑汁調下 産산後ᅘᅮᇢ에 血ᅘᅧᇙ暈운ᄒᆞ·야 닶가·와 ᄢᅵ다 몯ᄒᆞ·야 ᄂᆞᆾ비치 검프르고 ·바·안히 브르·고 氣킝分뿐 아긋추·려 ·ᄒᆞᄂᆞ·닐 고·튜·ᄃᆡ 赤쳑馬망通통 다ᄉᆞᆺ나 출브레 ᄆᆞᆯ·오고 生싱地띵黃ᅘᆞᆼ ᄒᆞᆫ 兩량·올 사·ᄒᆞ라 봇가 ᄆᆞᆯ온 거·슬 디·히 ·ᄀᆞᄂᆞ리 ᄀᆞᄅᆞ 밍·ᄀᆞ라 ᄒᆞᆫ 服뽁애 ᄒᆞᆫ 돈곰 ·ᄒᆞ·야 [illegible]해 ·다 말·오 生싱薑강汁·잡에 ·프려 머·그라

産書治産後血暈神麴爲末熱水調下二錢 産산後ᅘᅮᇢ에 血ᅘᅧᇙ暈운·올 고툐ᄃᆡ 죠ᄒᆞᆫ 누루·글 ·ᄀᆞᄅᆞ 밍·ᄀᆞ·라 더·운 므레 두 돈·올 프러 머·그라

胡索三分 右擣篩爲散水一大盞煎至六分
去滓入生地黃汁二合更煎三兩沸不計
時候分溫二服
또 産산後ᅘᅮᇢ 닐웨 內ᄂᆡᆼ애 모딘 피 흔디 아니ᄒᆞ야
므리므리에 ᄃᆞᅀᆞ매 다ᄆᆞᆯ어 ᄡᅥᆯ가와 사ᄀᆞ 몯 모ᄅᆞ거든 고툐ᄃᆡ 蓮련닙 두 分분과 延
연胡ᅘᅩᆼ索ᄉᆡᆨ 세 分분ᄑᆞ롤 디허 처 散산 ᄆᆡᆼᄀᆞ라 믈 ᄒᆞᆫ 큰 자ᄂᆞᆯ 여슷 分분이 ᄃᆞ외애 글
혀 ᄌᆞᅀᆡ 앗고 生ᄉᆡᆼ地띵黃ᅘᅪᆼ汁집 두 호ᄇᆞᆯ 녀허 다시 세 너 소솜 글혀 ᄢᅳ 혜디 말오 ᄂᆞᆫ
호아 ᄃᆞ시 ᄒᆞ야 두 져글 머고라

衛生易簡方治胎衣不下用雞子清三分去

質以好醋一合和之啜服卽下 胎틩衣힁 ᄂᆞ리디 아니ᄒᆞ거든 고류ᄠᅧ 돌기 말세나 출몰곤뮬 만ᄒᆞ고 누른 것 ᄡᅩ고 涎ᄒᆞᆫ 體총ᄒᆞᆫ 호블 셝게 마시면 즉자히 ᄂᆞ리ᄂᆞ니라

又方令産婦自己髮尾入於口中令嘔噦衣卽下 ᄯᅩ 産산生셩ᄒᆞᆫ 겨지븨 제 마릿 ᄭᅩ리ᄅᆞᆯ 이베 녀허 吐통케 ᄒᆞ면 胎틩衣힁 즉자히 ᄂᆞ리ᄂᆞ니라

廣濟方療胞衣不出取夫單衣蓋井上立出

千金方用夫内衣 胎틩衣힁 나디 아니ᄒᆞᄂᆞ닐 고툐ᄃᆡ 샤옹ᄋᆡ ᄒᆞᆫ 옷오ᄉᆞᆫ 우믈 우희 더프면 즉자히 나ᄂᆞ니라 千쳔金금方방애 샤옹ᄋᆡ 솝오ᄉᆞᆯ ᄡᅳ라

衛生易簡方産後血暈用蘇木三兩剉碎水

五鍾煎至二鍾入少酒分作二服 産산後흫에 血혏暈운ᄒᆞ거든 다목 석 兩량ᄋᆞᆯ 사ᄒᆞ라 보아 믈 다ᄉᆞᆺ 鍾죵ᄋᆞᆯ ᄃᆞ 鍾죵아 ᄃᆞ외에 글혀

져기 수ᄅᆞᆯ 녀허 ᄂᆞᆫ호아 두 ᄶᅡ과 머그라 又方用炭燒紅以醋

沃薰之 ᄯᅩ 숫글 븕게 퓌우고 醋총로 저ᄶᅥ 쐬야

救急方下

當山拾八世眞空和尙寄進

七卒死

八卒心痛 卒腹痛附

九霍亂吐瀉 沙語附

十尸厥

十一纏喉風喉閉 喉腫舌腫失音附

十二骨硬

十三脫陽陰縮

十四吐血下血 九竅血齒間出血附

救急方目錄

上卷

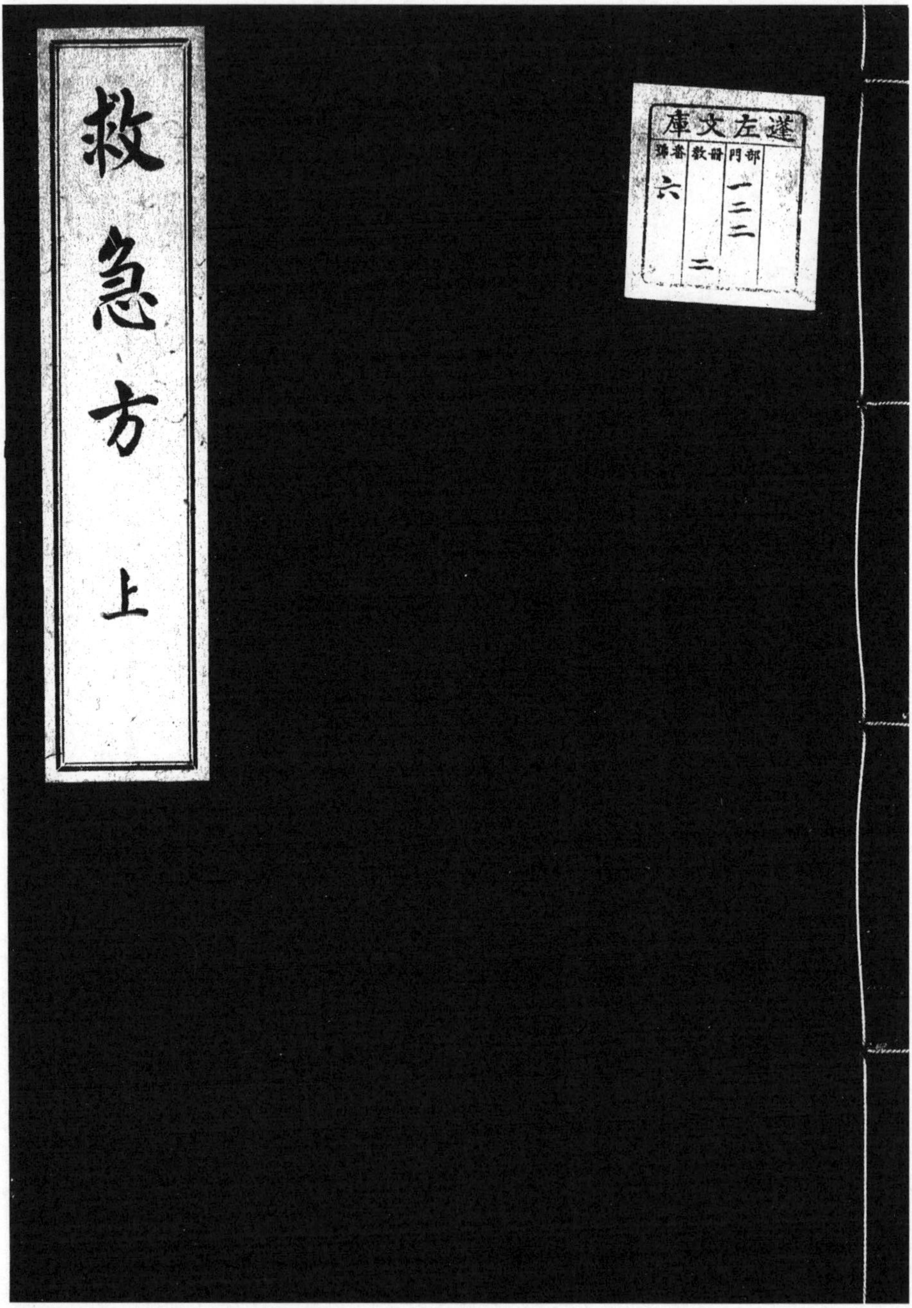
救急方
上
蓬左文庫
部門 一二三
冊數 二
番號 六

救急方

上·下

구급방언해(救急方諺解) 上·下

초판 인쇄 : 2012년 4월 25일
초판 발행 : 2012년 4월 30일

해　　제 : 金 智 勇
발 행 자 : 金 東 求
본문편집 : 이명숙, 양철민

발 행 처 : 明 文 堂(1923. 10. 1 창립)
서울시 종로구 안국동 17~8
우체국 010579-01-000682
Tel (영)733-3039, 734-4798
(편)733-4748 Fax 734-9209
Homepage : www.myungmundang.net
E-mail : mmdbook1@kornet.net
등록 1977. 11. 19. 제1~148호

값 50,000원

ISBN 978-89-7270-974-9 93510